大医释问丛书

一本书读懂
孩子长高

主编　刘金权

中原农民出版社

·郑州·

图书在版编目（CIP）数据

一本书读懂孩子长高／刘金权主编．—郑州：中原农民
出版社，2019.3
　（大医释问丛书）
　ISBN 978 - 7 - 5542 - 2058 - 0

Ⅰ．①一… Ⅱ．①刘… Ⅲ．①青少年 - 身高 - 生长发

育 - 问题解答 Ⅳ．① R339.31 - 44

中国版本图书馆 CIP 数据核字（2019）第 039224 号

一本书读懂孩子长高

YIBENSHU DUDONG HAIZI ZHANGGAO

出版社： 中原农民出版社

地址： 河南省郑州市祥盛街 27 号 7 层　　**邮编：** 450016

网址： http：//www.zynm.com　　**电话：** 0371-65751257

发行： 全国新华书店

承印： 新乡市豫北印务有限公司

投稿邮箱： zynmpress@sina.com

策划编辑电话： 0371-65788653　　**邮购热线：** 0371-65724566

开本： 710mm×1010mm　　　　1/16

印张： 7

字数： 99 千字

版次： 2019 年 8 月第 1 版　　**印次：** 2019 年 8 月第 1 次印刷

书号： ISBN 978 - 7 - 5542 - 2058 - 0　　**定价：** 28.00 元

本书如有印装质量问题，由承印厂负责调换

内容提要

················ ᡴᡳ ················

孩子是家庭的未来，而孩子的身高问题也是诸多家庭所关心的问题之一。如何让孩子长高，成为困扰许多家长的难题。

本书特聘请在孩子生长发育方面有丰富经验的临床专家，采用一问一答的形式，用通俗的语言，对临床工作中经常遇到的、家长最关心的问题进行阐述，对长高规律、长高要素、矮身材检查，以及影响孩子长高的疾病，如生长激素缺乏症、性早熟、小于胎龄儿、特发性矮小症、甲状腺功能减退症、先天性软骨发育不全、性腺发育不全、抗维生素D性佝偻病、黏多糖病等问题进行了详细的解答。祝愿您的孩子健康快乐地成长，实现长高的梦想！

目 录

长高趣话

长高规律

长高要素

儿童矮身材检查

影响长高的疾病——生长激素缺乏症

影响长高的疾病——性早熟

影响长高的疾病——小于胎龄儿

影响长高的疾病——特发性矮小症

影响长高的疾病——黏多糖病

长高趣话

 "长高"为何成为一个"热词"

身高是当代人审美的主要标准之一。爱美之心，人皆有之，男孩高大魁梧，女孩身材高挑婀娜多姿，是许多人羡慕和追求的。人们已经把身高作为人体美的一个重要内容，而年轻的父母更希望自己的孩子长得高一点。

身高也是某些职业的必备条件。如有些青年想参军入伍，想当舞蹈演员、运动员，却因为身高不达标而不能如愿。

还有些年轻人不恰当地把身高作为择偶的重要条件，甚至作为第一要求，这也是"长高"逐渐成为一个"热词"的原因。

 矮身材儿童有哪些心理问题

矮身材的孩子常常受到他人嘲笑、作弄，因而变得内向、自闭，甚至抑郁。一项由国内多家医院参与的"生长发育异常对儿童心理健康的影响"的最新调研结果显示，矮身材的孩子不仅有生理上的问题（长不高），而且有心理上的问题。近六成矮身材的孩子都出现过不同程度的心理问题，如性格内向、情绪不稳定、社交退缩等。

 何谓儿童矮身材？何谓身材矮小症？何谓生长障碍

身高明显低于正常同龄儿童平均身高者视为儿童矮身材。医学上视成年男性身高小于160厘米，成年女性身高小于150厘米为矮身材。

身高低于同地区、同种族、同年龄、同性别正常人群平均身高2个标准差或低于该人群身高曲线的第3百分位（通俗地讲就是100个这样的孩子按个子高低排队的最后三个人），医学上称为身材矮小症。

如果3岁至青春期前每年长高小于4厘米，青春期每年长高小于5厘米，称为生长障碍。

很多身材矮小和有生长障碍的患者，没有其他不适症状。由于患者生长发育慢，平常很少生病，多数智力发育也正常，因此家长一般发现不了孩子是病态的。其实这两者都是病态的，即存在影响生长发育的疾病，需要看医生，积极查找原因并给予治疗。

 身材矮小症和侏儒症有何区别

以前身材矮小症和侏儒症是混用的。现在我们对孩子的心理感受比较重视，就逐渐不用侏儒症了。因为大家都知道侏儒症带有一些歧视色彩，所以现在一般在专业书籍和科普书籍里面都要求写成身材矮小症，有时只用生长障碍来表示，其实这两个词意义是相当的。

 个子是高是矮，查表便知

0～18岁儿童青少年身高百分位数值表（男）

年龄	3 rd 身高	10 th 身高	25 th 身高	50 th 身高	75 th 身高	90 th 身高	97 th 身高	占成人期身高比值
出生	47.1	48.1	49.2	50.4	51.6	52.7	53.8	0.292
2月	54.6	55.9	57.2	58.7	60.3	61.7	63	0.339
4月	60.3	61.7	63	64.6	66.2	67.6	69	0.374
6月	64	65.4	66.8	68.4	70	71.5	73	0.396
9月	67.9	69.4	70.9	72.6	74.4	75.9	77.5	0.420
12月	71.5	73.1	74.7	76.5	78.4	80.1	81.8	0.442
15月	74.4	76.1	77.8	79.8	81.8	83.6	85.4	0.462
18月	76.9	78.7	80.6	82.7	84.8	86.7	88.7	0.479
21月	79.5	81.4	83.4	85.6	87.9	90	92	0.495
2岁	82.1	84.1	86.2	88.5	90.9	93.1	95.3	0.512
2.5岁	86.4	88.6	90.8	93.3	95.9	98.2	100.5	0.54
3岁	89.7	91.9	94.2	96.8	99.4	101.8	104.1	0.561
3.5岁	93.4	95.7	98	100.6	103.2	105.7	108.1	0.583

年龄	3 rd 身高	10 th 身高	25 th 身高	50 th 身高	75 th 身高	90 th 身高	97 th 身高	占成人期身高比值
4 岁	96.7	99.1	101.4	104.1	106.9	109.3	111.8	0.603
4.5 岁	100	102.4	104.9	107.7	110.5	113.1	115.7	0.624
5 岁	103.3	105.8	108.4	111.3	114.2	116.9	119.6	0.644
5.5 岁	106.4	109	111.7	114.7	117.7	120.5	123.3	0.664
6 岁	109.1	111.8	114.6	117.7	120.9	123.7	126.6	0.682
6.5 岁	111.7	114.5	117.4	120.7	123.9	126.9	129.9	0.698
7 岁	114.6	117.6	120.6	124	127.4	130.5	133.7	0.718
7.5 岁	117.4	120.5	123.6	127.1	130.7	133.9	137.2	0.735
8 岁	119.9	123.1	126.3	130	133.7	137.1	140.4	0.753
8.5 岁	122.3	125.6	129	132.7	136.6	140.1	143.6	0.768
9 岁	124.6	128	131.4	135.4	139.3	142.9	146.5	0.784
9.5 岁	126.7	130.3	133.9	137.9	142	145.7	149.4	0.798
10 岁	128.7	132.3	136	140.2	144.4	148.2	152	0.812
10.5 岁	130.7	134.5	138.3	142.6	147	150.9	154.9	0.825
11 岁	132.9	136.8	140.8	145.3	149.9	154	158.1	0.841
11.5 岁	135.3	139.5	143.7	148.4	153.1	157.4	161.7	0.859
12 岁	138.1	142.5	147	151.9	157	161.5	166	0.88
12.5 岁	141.1	145.7	150.4	155.6	160.8	165.5	170.2	0.901
13 岁	145	149.6	154.3	159.5	164.8	169.5	174.2	0.924
13.5 岁	148.8	153.3	157.9	163	168.1	172.7	177.2	0.944
14 岁	152.3	156.7	161	165.9	170.7	175.1	179.4	0.961
14.5 岁	155.3	159.4	163.6	168.2	172.8	176.9	181	0.974
15 岁	157.5	161.4	165.4	169.8	174.2	178.2	182	0.983
15.5 岁	159.1	162.9	166.7	171	175.2	179.1	182.8	0.990
16 岁	159.9	163.6	167.4	171.6	175.8	179.5	183.2	0.994
16.5 岁	160.5	164.2	167.9	172.1	176.2	179.9	183.5	0.996
17 岁	160.9	164.5	168.2	172.3	176.4	180.1	183.7	0.998
18 岁	161.3	164.9	168.6	172.7	176.7	180.4	183.9	1

0～18岁儿童青少年身高百分位数值表（女）

年龄	3 rd 身高	10 th 身高	25 th 身高	50 th 身高	75 th 身高	90 th 身高	97 th 身高	占成人期身高比值
出生	46.6	47.5	48.6	49.7	50.9	51.9	53	0.309
2月	53.4	54.7	56	57.4	58.9	60.2	61.6	0.357
4月	59.1	60.3	61.7	63.1	64.6	66	67.4	0.393
6月	62.5	63.9	65.2	66.8	68.4	69.8	71.2	0.416
9月	66.4	67.8	69.3	71	72.8	74.3	75.9	0.442
12月	70	71.6	73.2	75	76.8	78.5	80.2	0.467
15月	73.2	74.9	76.6	78.5	80.4	82.2	84	0.489
18月	76	77.7	79.5	81.5	83.6	85.5	87.4	0.507
21月	78.5	80.4	82.3	84.4	86.6	88.6	90.7	0.526
2岁	80.9	82.9	84.9	87.2	89.6	91.7	93.9	0.543
2.5岁	85.2	87.4	89.6	92.1	94.6	97	99.3	0.573
3岁	88.6	90.8	93.1	95.6	98.2	100.5	102.9	0.595
3.5岁	92.4	94.6	96.8	99.4	102	104.4	106.8	0.619
4岁	95.8	98.1	100.4	103.1	105.7	108.2	110.6	0.642
4.5岁	99.2	101.5	104	106.7	109.5	112.1	114.7	0.664
5岁	102.3	104.8	107.3	110.2	113.1	115.7	118.4	0.686
5.5岁	105.4	108	110.6	113.5	116.5	119.3	122	0.707
6岁	108.1	110.8	113.5	116.6	119.7	122.5	125.4	0.726
6.5岁	110.6	113.4	116.2	119.4	122.7	125.6	128.6	0.743
7岁	113.3	116.2	119.2	122.5	125.9	129	132.1	0.763
7.5岁	116	119	122.1	125.6	129.1	132.3	135.5	0.782
8岁	118.5	121.6	124.9	128.5	132.1	135.4	138.7	0.8
8.5岁	121	124.2	127.6	131.3	135.1	138.5	141.9	0.818
9岁	123.3	126.7	130.2	134.1	138	141.6	145.1	0.835
9.5岁	125.7	129.3	132.9	137	141.1	144.8	148.5	0.853
10岁	128.3	132.1	135.9	140.1	144.4	148.2	152	0.872
10.5岁	131.1	135	138.9	143.3	147.7	151.6	155.6	0.892
11岁	134.2	138.2	142.2	146.6	151.1	155.2	159.2	0.913
11.5岁	137.2	141.2	145.2	149.7	154.1	158.2	162.1	0.932

续表

年龄	3 rd 身高	10 th 身高	25 th 身高	50 th 身高	75 th 身高	90 th 身高	97 th 身高	占成人期身高比值
12 岁	140.2	144.1	148	152.4	156.7	160.7	164.5	0.949
12.5 岁	142.9	146.6	150.4	154.6	158.8	162.6	166.3	0.963
13 岁	145	148.6	152.2	156.3	160.3	164	167.6	0.973
13.5 岁	146.7	150.2	153.7	157.6	161.6	165.1	168.6	0.981
14 岁	147.9	151.3	154.8	158.6	162.4	165.9	169.3	0.988
14.5 岁	148.9	152.2	155.6	159.4	163.1	166.5	169.8	0.993
15 岁	149.5	152.8	156.1	159.8	163.5	166.8	170.1	0.995
15.5 岁	149.9	153.1	156.5	160.1	163.8	167.1	170.3	0.997
16 岁	149.8	153.1	156.4	160.1	163.8	167.1	170.3	0.997
16.5 岁	149.9	153.2	156.5	160.2	163.8	167.1	170.4	0.998
17 岁	150.1	153.4	156.7	160.3	164	167.3	170.5	0.998
18 岁	150.4	153.7	157	160.6	164.2	167.5	170.7	1

——摘自《中华儿科杂志》2009年7月第47卷第7期《中国0～18岁儿童、青少年身高、体重的标准化生长曲线》

根据性别、年龄查表，如果身高落在第3百分位上（3 rd），就是身材矮小症。

 怎样发现孩子偏矮

判断孩子是否偏矮有两个方法：

一是与同龄孩子平均身高比较。对于一个2～10岁的儿童来说，他的平均身高为（年龄×7+75）厘米。若身高低于同龄儿童平均身高5～10厘米，即比同龄儿童矮半头，就属于偏矮。

二是看孩子每年长高多少。若孩子3岁之前每年增长小于7厘米，3岁之后每年增长小于5厘米，就属于偏矮。

在孩子的成长过程中，家长至少应每半年测量一次孩子的身高，若发现孩子身材矮小，应尽早去医院内分泌科或儿科检查，及早确诊及时治疗。通常一个人的身高受父母遗传因素的影响最大，但外在因素的影响也不可低估。

莫把儿童矮身材当晚长

儿童矮身材虽然常见，但是除了矮小没有其他不适的症状，既不影响生活，又不影响学习，所以家长和（或）孩子常常不能及时察觉其生长缓慢，往往在其身高明显落后时才引起重视。此外，在临床上还发现许多家长往往把"矮小"当作"晚长"，想象着孩子在青春期会有一个意想不到的猛长时期，结果却错过了身材矮小症最佳诊断治疗时机。

医生提醒家长，孩子矮小是一种病。父母要定期为孩子检测身高，计算生长速度，并密切观察孩子的生长曲线。如果发现矮小要及时就诊，及早明确病因，早期进行规范化治疗，不要耽误孩子的最佳治疗时机。特别是生长激素（GH）缺乏症发现得越早，应用生长激素治疗效果越好，还越省钱。

 何谓身材过高？何谓巨人症

身高超过同年龄、同性别儿童平均身高 2 个标准差之上（或第 97 百分位以上）者称为身材过高。如果儿童身高大于或者等于平均身高加 3 个标准差，多为巨人症。

身材过高的原因可归纳为三种：①内分泌疾病，如垂体性生长激素分泌过多、性早熟、男性化综合征、性功能减退等。②非内分泌疾病，如脑性巨人症、马方综合征、同型胱氨酸尿症等。③正常变异，如家族体质性（正常身材过高）和特发性超长。体质性身材高大，是由遗传和后天因素决定的，如欧美人比亚洲人身材高；我国北方人比南方人身材高一些；父母个子高的，子女个子也较高；生活水平高，营养条件好，使得年轻一代比父母长得高大，都是正常现象。我们在篮球场上、排球场上看到的身高超过 2 米的运动员就属于这种情况，他们是健康的。

巨人症是病，大多是因为脑内长有垂体瘤，过度分泌生长激素，导致身材快速、持续增长，其体格匀称，可高达 2.4 米；易患其他代谢性疾病，所以寿命短于正常人。身高超常的人不都是巨人症患者，只有身材高大并伴有血液中生长激素水平升高者才是巨人症患者。

如果预测身高超过均数 2 个标准差，有可能为身材过高，需要看医生，以防引起身材过高的疾病。

 不要盲目"崇"高

随着国民经济的发展和生活水平的提高，我国青少年的平均身高也正在逐步升高。毋庸置疑，近 30 年，青少年平均身高增加了 6 厘米，好像人类的身高是越来越高了。家长和社会对孩子身高的期望值更是"节节高"，我们好像进入了一个"恐矮时代"，很多男孩希望自己人高马大、玉树临风，而女孩们同样渴望能像模特那样身材高挑、亭亭玉立。

医生在工作中，经常会碰到一些"高"迷心窍、盲目"崇"高的家长和孩子。然而，一个人的身材长多高是有客观规律的。如父母本身不高，却偏偏希望自己的孩子能长到一米八，或者骨骺已经闭合了，已经无法再长高了，仍不甘心。更有甚者采用一些极端的增高手段，如断骨增高术，或者为生长发育正常的孩子滥用生长激素，其结果往往是可悲的。断骨增高造成伤口感染，甚至引发骨髓炎，造成残疾者屡见不鲜。滥用生长激素导致肢端肥大或继发糖尿病者也非个例。如此这般，悔之晚矣。

> 切记：健康、健全的身体远远比摆脱少许不尽如人意的身高重要得多。

 谁最关注孩子的身高

大家都知道孩子的未来身高与父母的身高（遗传）有关，那么父母身材都矮或者一方矮小者比较关注孩子身高。有时他们实在是太在意了，过度关注身高给孩子平添了不小压力，反而对孩子成长不利。其实重视孩子长高没错，但要讲科学，期望值不要太高，要切合实际。

在过去的年代，父辈长高过程中可能因营养不足或生病未得到及时、有效的治疗而使身高未充分发挥；然而现在人们生活水平和卫生保健条件都好了，孩子们成年身高往往容易达到甚至超过其遗传身高。所以家长一方面从思想上重视孩子长高，另一方面从行动上克服影响孩子长高的不利因素，孩子长高的梦想是能够实现的。

11 谁容易忽视孩子长高

那些身材都比较高的父母往往不担心孩子能否长高，他们以为自己那么高，孩子矮不了，即使比同龄的孩子矮，也认为孩子会"晚长"，一定会长高。结果骨骺闭合了，孩子没能长高，他们不理解，很后悔。

实际上，影响孩子长高的原因有很多，有遗传，也有变异。父母都高，孩子未必就一定长得高；父母都矮，孩子未必就一定长得矮。孩子的身高也会受到隔代遗传的影响，比如孩子的父亲虽然身材高大，然而孩子却受身材矮小的爷爷的基因影响而长不高。所以说，长高与很多因素有关，所有年轻的父母都应该关注孩子的成长。孩子的家长既要关注孩子当前的身高，又要关注孩子的生长速率。

12 孩子该长多高？遗传身高是多少

孩子的身材受父母身高（遗传）的影响，那么能不能根据父母身高推算出来孩子的遗传身高呢？儿科发育学者通过充分调查研究，总结出了遗传身高（医学上也称为靶身高）的计算公式，经国内部分地区验证，具有相当的应用价值。

男孩遗传身高（厘米）=45.99+0.78×（父身高＋母身高）÷2±5.29

女孩遗传身高（厘米）=37.85+0.75×（父身高＋母身高）÷2±5.29

需要解释一下，该计算公式是经过统计学处理得出来的，公式后面的±5.29厘米，是统计学上的标准差。该公式适用于95%的正常人，会有5%的误差，所以并非百分之百准确。遗传身高是指完全正常的孩子可以达到的成年身高范围，不代表所有孩子都能达到。如果发育不正常，比如孩子生病消耗，或营养缺乏都会影响长高，导致最终未能达到遗传身高的标准。所以家长不要过分依赖计算出来的遗传身高，还要重视孩子具体的生长、发育情况。

13 孩子能长多高？预测身高是多少

已知孩子目前的身高，医生可以用当前的骨龄推算出来他的未来身高，也就是可以用骨龄预测身高。骨龄受体内多种调节生长与代谢的激素影响，也受疾病的影响，会出现与实际年龄（生活年龄）不一致的现象，二者相差在一年以内为正常。如果骨龄大于年龄，后期生长空间会较小，成年身高会较低；如果骨龄小于年龄，则后期生长空间会较大，成年身高可能较高。如果相差过大，常常是因疾病造成的，需要及时检查、治疗。

对于发育不正常的孩子，在干预和治疗的过程中，需要定期多次测骨龄和预测身高，来判断和调整治疗方案，并不是测一次骨龄就定终生。

由于正常人骨龄与年龄相近，所以只有在骨龄与年龄相近，而且饮食、睡眠、运动都正常，也就是说不存在明显生长发育障碍时，预测身高才相对准确。对于矮小症，由于之前未能按照正常生长规律生长，在不治疗的情况下，孩子生长很可能还会继续偏离正常生长曲线，实际成年身高很可能达不到预测身高。也就是说，对于长高有问题的孩子，预测身高相对不怎么准确。

总之，影响孩子身高的因素有很多，孩子的生长时期比较长，小的时候还不能过早下结论说这个孩子的未来身高是高还是矮。

14 孩子想长多高

都想长高一点，但具体长多高又说不准。世界上身高最高的人是一位土耳其人，身高达到 2.465 米，你想长那么高吗？

医生建议：一定要切合实际，从实现遗传身高着想，往超过遗传身高努力。也就是说，父母都比较矮，却希望孩子长很高，就属于脱离实际了。

15 身高与遗传的关系有多大

医学研究表明，生长是一种复杂的生物现象，长高的过程受多种遗传因素的调控，而基因的表达又受内外环境因素的影响。也就是说，这种遗传特性的形成受遗传和环境的双重影响，环境条件好，遗传的影响会减小。统计结果显示，人体的成年身高 70% ～ 75% 取决于遗传因素， 25% ～ 30% 取决于营养、锻炼等环境条件。一般情况下父母高，子女也高；父母矮，子女也矮。医学工作者经过统计学分析，总结出依据父母身高计算孩子遗传身高的计算公式（见第 008 页）。

许多人直观地发现，现在的孩子最终身高多数超过他们的父母，儿童身高一代比一代高，这是因为随着营养和生活条件的改善，各种疾病的有效控制，使得人类生长逐渐达到其最大的遗传潜力。

16 孩子身高会不会超过父母

身高受遗传和环境双重因素的影响，其中 70% ～ 75% 遗传因素是不可控制的，而 25% ～ 30% 环境因素经过努力是可以改善的。我们能做到的是努力改善环境因素，实现增高；实际上优良的环境，也为遗传潜力的发挥提供了保障。

比较奇怪的现象是：矮身材父母所生子女的身高超过父母者的比例较大，身材过高父母所生子女的身高超过父母者的比例相对较小。这是因为子女身高除受父母遗传影响外，还受到祖辈，甚至曾祖辈和种种后天因素的影响。

所以说，遗传不是绝对的，改善环境因素增高也是有限的，人类不会无限地长高。有科学家预测，人类身高有继续增长趋势，可能在成年平均身高达到 180 ～ 185 厘米时将稳定下来。

17 家长做些什么能让孩子长得更高一点

父母不高，为了让孩子长得更高一点，家长应注意以下几点：

（1）莫错过快速生长期：在儿童青少年生长发育过程中，有两个生长高峰期，即婴儿期（从出生到 1 岁）和青春期。为了让孩子长得高一些，家长尤其应注意孩子在快速生长期的营养、运动、睡眠等问题。

（2）抓住追赶生长期：如早产儿、出生低体重儿，在出生后3年内会出现追赶生长，也就是比正常足月儿长得更快，到3岁时赶上正常足月儿；大病一场的孩子，在病愈以后也会出现追赶生长。所以家长要为他们的追赶生长提供营养等各方面的支持。

（3）为孩子创造良好的生长环境：为孩子补充营养——营养是长高的基础；保障睡眠——睡眠是长高的条件；增加运动——运动是长高的关键；精神快乐——快乐是长高的酵素。如在父母离异，儿童与监护人之间关系不正常，常受虐待，或儿童受到其他的严重刺激的情况下，其生长速度会逐渐减慢，使身高在正常同年龄同性别儿童身高的低限以下。儿童矮身材又会加重患儿的自卑心理。当患儿环境得到改善后，生长速度可恢复正常。

（4）防治慢性疾病：儿童及青少年期的慢性疾病如慢性感染、慢性肝炎、慢性肾炎、哮喘、心脏病、贫血等均可影响长高，要积极治疗。

（5）监测生长速率，建立生长发育档案：当发现生长速率下降时，及时就医。

 为什么要特别注意父母都高，孩子却很矮

如果父母都不矮，孩子却很矮小，通常是一种疾病"信号"。很多疾病可以引起孩子身材矮小，常见的有生长激素分泌不足、全身性疾病（如肾病等）引起的营养不良、代谢性骨病、骨骺损伤、骨发育不良等。为了孩子能够健康成长必须针对其原发疾病进行治疗，盲目进补或吃药是有害无益的。目前，国内很多大医院都可以检测生长激素水平，若已经证实孩子的矮小与生长激素分泌不足有关，则需要尽早在医生的指导下补充生长激素，以获得最佳疗效。

19 孩子出生时个儿不大，长大以后个子会矮吗

有这种可能。这取决于孩子出生时体重是否达标，若出生时体重低于正常值，还要看孩子出生以后前2～3年内（3岁以前）是否有追赶生长。一般情况下，90%左右的低出生体重孩子最终身高能够达到正常值，大约有10%的低出生体重孩子最终身高会低于正常值。因此，加强对低出生体重孩

子出生后的喂养和生长监测是家长需要重点关注的事情。

20 孩子每年都长 4 ~ 5 厘米，但还是低于同龄孩子，这会不会是晚长

有家族遗传的体质性青春期发育迟缓即青春期发育开始晚的孩子往往会晚长。但是某些晚长的孩子是有特殊疾病，因此如果孩子生长一直偏慢，不要贸然下晚长的结论，建议带孩子到专业部门检查、评价一下。

21 长高与哪些因素有关

生长是一种复杂的生物现象，影响生长和身高的因素很多，大致可以分为两大类。

一类是人类不可改变、不可控制的因素：如遗传、种族、地区、性别等。

另一类是人类可以改变、可以控制的因素：如营养、运动、睡眠、疾病、近亲婚配、环境污染、生活习惯、内分泌、性早熟等。

22 怎样婚配，孩子的身高最理想

众所周知，父母身材高大，其子女身材也高大；父母身材矮小，其子女身材也矮小。因此在我国青年中存在着高身材女性执意找高身材男性为夫，矮身材男性只有找矮身材女性为妻的倾向，这样不利于整个民族的身材发展，不值得提倡。

根据遗传学法则，父母一方个子高，另一方个子矮，所生子女也会是高个子。所以如果身高 180 厘米的男青年找一个身材稍矮一些的姑娘，其后代身材一般在中上等；身高 170 厘米的姑娘找一个比自己矮一些的男青年，生下的子女一般也不会矮小。

23 身高与寿命有什么关系

高身材长寿，矮身材短命，这种说法对吗？显然不对。

大量事实表明：矮身材多长寿。因为心脏负担最小，那么矮身材的你，

会不会有点庆幸，有少许的安慰呢？

人人都想长高，难道你不想长寿吗？所以不要盲目追求高身材。

 什么季节孩子长得快

一年四季，春夏秋冬，孩子在哪个季节长得最快呢？国内学者经过大量观察与分析，认为孩子的生长不是匀速的，春天、夏天长得快，秋天、冬天长得慢。

世界卫生组织的有关专家调查发现，一年中孩子长个子最快的月份是5月，一个月中能平均长高7.3毫米。所以国外有专家把5月称为"神秘的5月"。家长应把握住孩子长高的最佳时期，增加营养，增加孩子的户外活动，以促进孩子的生长发育。

 儿童矮身材应什么时候看医生

任何年龄的孩子，只要身高低于同龄人平均身高，或者近期（半年或一年）生长速率下降，都应该带去看医生，寻找原因，给予干预。

只要发现孩子属于儿童矮身材（身材矮小症），无论任何年龄都需要看医生，因为这就是病，需要寻找病因，进行治疗。干预治疗越早，效果越好，获益越大。

很多来看身材矮小症的孩子一般都是十一二岁，或者是十四五岁，这时已经晚了。希望家长从孩子出生到成年都要加强监测，关注孩子的生长速率，一旦孩子身高出现问题，偏离正常的生长曲线，或者是生长速率下降了，应该及早就诊。

26 身材矮小症为什么贵在早治

身材矮小症虽然备受家长关注，但是真正为孩子就医、诊断和治疗总是过迟。虽然经过治疗，身高能有所增加，但要想达到成人最终的平均身高已不可能。因此，身材矮小症的早期发现、早期诊断、早期治疗非常重要。

身材矮小症最常见的病因是生长激素缺乏，主要治疗措施是补充生长激素。因为生长激素的剂量是根据体重计算出来的，所以孩子越小，费用越低，疗效也好。研究表明，生长激素缺乏症导致的身材矮小症患儿在 3 岁以前用生长激素治疗，可获得近乎完全正常的生长速率，最终身高与正常人几无差别。然而能做到在 3 ～ 4 岁时就开始治疗的患者甚少，多数患者在青春期后因为上学、分配工作、参军、婚姻等遇到挫折才要求诊治，此时治疗，疗效虽有，但远不如小时候治疗的疗效好。因为 18 岁以后补充生长激素治疗，效果不明显。愿所有的家长都给自己的孩子创造良好的生长条件。

特别提醒

为了孩子的明天，请家长朋友对矮身材的孩子要早发现，早治疗哦！

长高规律

 身高的组成有哪些

身高（长）是头部、脊柱及下肢长度的总和。这三部分对身高的贡献都很重要，然而它们的增长速度是不同的。其生长顺序是：头部—脊柱、四肢—脊柱。也就是说头部先长，接下来是脊柱、四肢同时增长，四肢（长骨）比脊柱（扁骨、不规则骨）长得快，最后四肢不长了（骨骺闭合），脊柱还会再长一点。所以新生儿身长的中点在脐上，外表显示头大身子大、下肢短小；以后由于下肢增长较脊柱快，1岁时身长的中点在脐部，6岁时身高中点在下腹部，11～12岁时在耻骨联合上缘。整个小儿发育阶段，头颈长度约增长1倍，躯干增长2倍，上肢增长3倍，下肢增长4倍，致使小儿体态逐渐转变为成人状态。

小儿时期不但要定期测量身高，而且还要注意身体各部分间的比例关系。如发现身材矮小而各部分比例相称，疑似生长激素缺乏症；如发现下肢比例较同年龄正常小儿小时，则应考虑甲状腺功能低下。

 长高的本质是什么

长高的本质就是骨骼增长，也就是头骨、脊椎骨和四肢长骨的增长。保证了骨骼增长，长高就有指望了。

骨骺与骨干之间有一层生长软骨，也叫骺板或生长板。骨骼生长就是骺板软骨细胞不断生长增殖、不断钙化成骨、骨骼继续生长的过程。生长板内的软骨细胞的数量和增殖能力是有限的。然而软骨细胞增殖使骨生长和延长的同时也消耗了软骨细胞的数量和增殖能力。当软骨细胞增殖能力完全耗竭，生长板完全骨化，生长板完全和骨干融合为一体时，也就是说，如果骺板完全钙化成为骨组织，就称为骨骺闭合，这时骨骼就不生长了，也就不会再长高了。

骨骼生长需要的原料：蛋白质营养物质、钙元素、维生素 D，缺乏这些原料骨骼就无法生长。骨骼生长需要的条件是生长激素和软骨细胞。

 身高增长有何规律

受先天遗传因素和后天生活环境的影响，儿童的身高增长存在着个体差异。有的孩子生长是先快后慢，也就是所谓的早长；有的孩子生长是先慢后快，也就是所谓的晚长。但只要符合生长规律，增高速度在正常范围之内，便属于正常的生理情况。

儿童生长发育大致可分三个阶段：

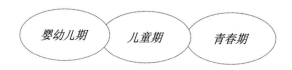

（1）婴幼儿期（3 岁以下，即快速生长期）：出生至 3 岁，呈快速生长。出生后第一年生长速度最快，可增长 25 厘米；第二年、第三年各增长 10 厘米。此期主要受胎儿在子宫内生长情况、出生后营养状态的影响和生长激素的调控。

（2）儿童期（3 岁至青春期，即稳定生长期）：从 3 岁开始直至青春期开始前（女孩约 10 岁，男孩约 12 岁），每年增长 5 ～ 7 厘米。此期主要由生长激素调节。

（3）青春期（加速生长期）：由于性激素水平的升高，儿童生长再次加快。男孩在整个青春期身高可增长 25 ～ 30 厘米。女孩身高可增加 20 ～ 25 厘米。此期由生长激素及性激素双重调节，其中生长激素对人体的生长起着主导作用；性激素除促进生长之外，还有促进性成熟和骨成熟作用，导致身高增长停止。

孩子生长速度变慢了，家长很担心。是真的减慢，还是在正常范围，需要经常测量身高，作出判断。一般来说，连续多次测量结果均低于同性别、同年龄正常儿童平均值的 10% 以下，或 2 周岁以后的孩子，每年生长小于 4 厘米者，为生长速度减慢。发现孩子生长速度减慢，应该及早带孩子到医院进行检查，让医生帮助判断是否为异常。如为异常，应积极寻找原因，对症处理。切不可误认为孩子晚长，置之不理；也不可轻易诊断为儿童矮身材，乱用药物，以免因误诊、误治而影响孩子的最终身高。

 孩子青春期从什么时候开始

正常男孩平均年龄 12 岁进入青春期，青春期开始的征兆是睾丸的增大（青春期前睾丸长径通常＜2 厘米，长径超过 2.5 厘米或容积＞4 毫升是青春期启动的标志），之后是雄性激素的增多，出现第二性征和生长加速。男孩整个青春期时间平均为 4.9 年，身高增长为 25～30 厘米。其中，青春期中期约 1.5 年，此期为快速生长期，年生长可超过 10 厘米，之后生长速率锐减，直至完全停止生长。男孩下颌出现胡须时，一般再无长高余地。

正常女孩平均年龄 11 岁进入青春期，青春期开始的征兆是卵巢的增大（不做 B 超难以及时发现，因而常常以乳房出现发育为标志），之后是雌性激素的增加，出现第二性征和生长加速。女孩整个青春期时间平均为 4.7 年，身高增长为 20～25 厘米。其中青春期中期约 1 年，此期也是快速生长期，年生长接近 10 厘米。初潮出现后，生长速率锐减，继续生长 4～8 厘米。女孩初潮 2 年以上，一般再无长高可能。

部分正常女孩没有明显的快速生长期（由于快速生长期常常也是骨龄快速增长期，因而，没有快速生长期也不一定是坏事。

> 性早熟：女孩在 8 岁以前出现第二性征，或在 10 岁以前月经初潮；男孩在 9 岁以前出现第二性征，并伴有体格的过速发育。

如果有快速生长期，1 年长高 10 厘米，而骨龄增长 2 岁，并不比 1 年长高 6 厘米，骨龄只长 1 岁更好）。

 怎样进行青春发育分期

如下图所示：男孩≤G2 期，女孩≤B2 期为青春前期；男孩＞G2 期，女孩＞B2 期为进入青春期；无论男女达到 5 期，即为性发育成熟。

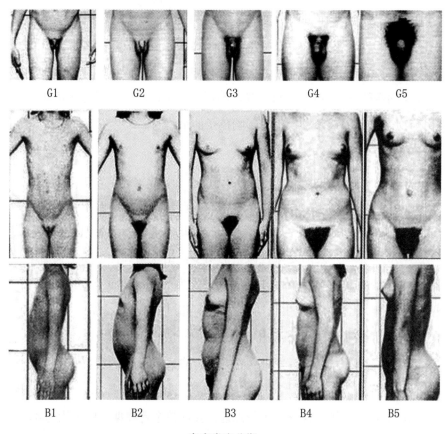

青春发育分期

 正常男孩性发育过程与平均年龄的关系

正常男孩性发育过程与平均年龄的关系

年龄（岁）	发育情况
10 ～ 11	睾丸开始发育
11 ～ 12	阴囊发育和色素沉着，阴茎发育
12 ～ 13	前列腺活动，阴毛发育
13 ～ 14	睾丸和阴茎迅速发育，乳腺组织发育
14 ～ 15	腋毛、痤疮，声音变调，初次遗精
15 ～ 16	精子成熟
17 ～ 18	骨骼发育停止

（此资料源于《现代儿科内分泌学》）

正常女孩性发育过程与平均年龄的关系

正常女孩性发育过程与平均年龄的关系

年龄（岁）	发育情况
9～10	乳房开始发育
10～11	乳房发育，阴毛开始生长
11～12	内、外生殖器发育，阴道涂片有改变，乳房进一步发育，阴毛增多
12～13	乳头色素沉着，月经初潮
13～14	排卵
14～15	痤疮，声音变调
16～17	骨骼发育停止

（此资料源于《现代儿科内分泌学》）

 什么是青春期延迟

如果女孩13岁以后，男孩14岁以后，还没有出现第二性征（女孩≤B2期，乳房平坦未隆起，触不到乳腺腺体块；男孩≤G2期，双侧睾丸长径＜2.5厘米，容积＜4毫升），就考虑为青春期发育延迟。分别有以下四种情况。

🍑 暂时性的青春期发育延迟，以后会发育。如患有肺结核、贫血等疾病，造成营养状态不好而影响发育，就是暂时性的青春期发育延迟，把疾病治好，生长追赶上来了就会发育。

🍑 体质性青春期发育延迟，是由于下丘脑－垂体－性腺轴暂时性的功能低下，导致生殖器官及性征的发育落后。往往和遗传有关系，可能父母青春期发育就较晚。

🍑 继发性的青春期发育延迟，如患有青紫型先天性心脏病、肝硬化、尿毒症、镰状红细胞性贫血、糖尿病、神经性厌食、慢性感染性疾病、严重营养不良等疾病，造成的青春期发育延迟。

🍑 永久性的青春期发育延迟。青春期发育牵扯到下丘脑、垂体、性腺等一系列问题，如果任何一个环节出现了问题，就会影响到以后的发育，就像自行车的链条一样，哪个环节断了以后都影响发育。

疑似孩子青春期发育延迟时，应该尽早看医生，寻找原因，对症治疗。

 孩子一年应该长多高

一般来说，孩子长高与年龄有关。

出生身长：50 厘米。

1 岁身长：75 厘米。

2 岁身长：85 厘米。

3 岁身长：95 厘米。

3 ～ 10 岁身高每年增长 5 ～ 7 厘米，不能低于 5 厘米。

 孩子早长好不好

早长，只要骨龄不超，除非有病，就没有什么不好。但是大多数早长是因为"性早熟"，性早熟是病，骨龄超过生活年龄，骨骺将提前闭合。这种早长不好，最终长不高。

性早熟儿童比正常发育儿童的成年身高平均矮 5 厘米左右，所以预防性早熟尤其重要。

 哪些孩子会晚长

通过观察，确实有的孩子会晚长，晚长的孩子有如下特点。

♡ 家族中成人身材较高。

♡ 家族中有晚长史。

♡ 虽然身高落后，但骨龄与身高相符，而且生长激素正常，常伴有青春期延迟。

究竟孩子是不是晚长，要请教专业医生，进行科学评判。如果孩子矮小又不符合这三种情况，建议尽早就诊和治疗，才有追赶生长的希望。

如何才能发挥最大的生长潜能

正常人在生长过程中有两个生长高峰期，即婴幼儿期和青春期。相比较而言，青春发育期更重要。因为当婴幼儿期生长发育受到影响时，只要及时干预，孩子还有充足的追赶生长的时间，最终还有可能赶超同龄的小伙伴；而青春期，孩子的骨骼已经逐渐接近成熟，追赶生长的能力在此时受到限制，一旦错过了这个增高的黄金时期，则悔之晚矣。

那么在青春期快速生长期间如何才能发挥最大的生长潜能？专家给出如下建议：

给孩子提供充足、全面、均衡的营养，营养是长高的基础

充足的、良好的睡眠，睡眠是长高的条件

长期的、合理的有氧运动，运动是长高的保障

健康快乐的心情，快乐是长高的酵素

13 儿童什么时间停止长高

从外部表现来说：男孩声音变调（变粗），长速变慢；当下颌出现胡须时，长高近于停止。女孩首次月经来潮（初潮）以后，身高总体增长已完成最终身高的百分比为95%，生长速率开始锐减，生长空间为4～8厘米，多数在5厘米左右（当然，不排除极个别＞8厘米或＜4厘米者）。女孩初潮2年以上，身高便基本定型。

从年龄上看：男孩20～22岁，女孩18～20岁的性成熟期，身高便基本定型。

从骨龄来说：一般女孩是在16～17岁，男孩是在18～19岁时骨骺闭合。骨骺一旦闭合，就不再长高了。

14 怎样计算生长速率

每隔 3 个月测一次身高，然后用两次身高的差值除以 3，再乘上 12，其结果就是年生长速率。比如，第一次测身高是 128 厘米，3 个月后测身高是 130 厘米。计算结果是 8，即当时的生长速率为 8 厘米 / 年。

15 正常儿童年生长速率是多少

一般来说，小于 2 岁年生长速率 > 7 厘米，2 岁至青春期开始年生长速率 > 5 厘米，青春期年生长速率 > 6 厘米。如果生长速率低于此值，则为异常，应进一步检查，如甲状腺功能、骨龄、生长激素激发试验、头颅 MRI/CT 等，明确导致年生长速率异常的原因，及时对症治疗。

16 怎样把握孩子的长高趋势

每年测量身高、拍摄骨龄片，计算预测身高，然后与前几次的预测身高对比分析。这种方法既能看出孩子的生长速率（每年长多少）的变化，又能观察孩子骨骼生长潜能的变化，从中判断长高趋势。比如，前年预测身高为 1.58 米，去年预测身高为 1.60 米，今年预测身高为 1.63 米，这说明长高"趋势"越来越好，有长高潜力，即使现在不是太高，也不必过分担心。但若"趋势"越来越差，呈逐年下降趋势（如 1.58 米 → 1.55 米 → 1.53 米），则说明孩子的生长潜能小，应当及时采取干预措施，避免身材矮小症的发生。

17 怎样为孩子建立一份生长发育档案

3 岁前婴幼儿由医疗保健机构定期进行生长发育监测，一旦发现问题，儿童保健医生会给予干预或者建议家长带孩子看专科门诊。而对于 3 岁以上的孩子，这种体检和监测属"自愿"性质，"失访"的孩子中，那些有生长发育异常的孩子便在父母的"不知不觉"中被耽误了。

临床医生经常失望地发现，好多家长并不重视和不理解健康育儿的重要性。要问孩子现在多高——不知道，孩子一年长多高——不知道。他们对自己孩子的生长发育情况缺乏了解，没法及时发现孩子的生长发育问题，更不用说及时就诊。每年到高考体检前都有不少青少年就诊要求增高，这时骨骺已经闭合了，贻误了诊疗良机，家长和孩子往往追悔莫及。因此建议家长花点时间，为孩子建立一份生长发育档案。方法很简单，家长每3个月或半年记录一次孩子的身高、体重，或者一年带孩子去医院体检评估一次。此外，家长还可以记录孩子的饮食、睡眠、运动和青春发育情况，例如女孩何时初潮，男孩有没有变声，有没有性早熟现象等。因为这些生理现象与孩子长个儿有着密切的关系。从生长发育档案中，家长们不仅可以看到孩子的长高、增重轨迹，还能及时发现孩子的生长发育异常，如发现孩子个子矮、生长速率低、早发育、晚发育或不发育等情况时，应及时就医。

长高要素

激素为什么是长高的核心

人体生长发育是从微小的量变到根本的质变的复杂过程，是在体积增大的过程中，完成结构和机能的分化和成熟；然而激素的主要功能是对整个机体的生长、发育、代谢和生殖起着调节作用。激素是人体内分泌腺体的内分泌细胞制造出来的一种活性物质，通过血流作用于全身特定细胞。

人体主要的内分泌腺有脑垂体、甲状腺、甲状旁腺、肾上腺、松果体、胰腺、胸腺和性腺等。其中脑垂体、肾上腺、甲状腺和性腺对孩子的生长发育有着重要作用。身高的增长过程是受内分泌系统所分泌的激素调节和控制的。调节生长的激素有两类：一是促进生长的激素，包括生长激素（GH）、甲状腺素、性激素、维生素D、甲状旁腺激素；二是抑制生长的激素，有糖皮质激素。从婴儿期至青春前期依赖于生长激素和甲状腺激素。青春期的增长除依赖以上两种激素外，还受性激素的影响。这些激素中生长激素在长高的过程中有着决定性的、至关重要的作用。

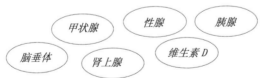

（1）脑垂体：脑垂体在孩子出生时已经发育好了，就具有分泌生长激素的功能。生长激素是促进骨骼线性增长的唯一激素。生长激素的生理作用主要为促进生长，刺激成骨细胞代谢，调节骨代谢，对维持骨矿物质含量、骨密度起重要作用，刺激骨骺端软骨细胞分化、增殖，从而促进骨纵向生长，使骨长度增加，而对骨的成熟无明显作用。如果生长激素缺乏会引起身材矮小症，成人最终身高在130厘米左右。用生长激素治疗后，生长速度加快，出现追赶生长现象。

生长激素促进长骨生长的作用主要是通过胰岛素样生长因子-1（IGF-1）实现的。生长激素过多时血胰岛素样生长因子-1升高，而生长激素不足时则降低。生长激素刺激软骨细胞在局部产生胰岛素样生长因子-1，促进软骨细胞增殖，同时生长激素刺激肝脏合成胰岛素样生长因子-1，胰岛素样生长因子-1作用于生长板使软骨细胞增殖，所以生长激素通过直接和间接作用促进骨生长，使骨长度增加。

人体生长激素每天的分泌量在儿童期为16～20微克/（千克·日），青春期激增到20～38微克/（千克·日），成人以后分泌量虽然减少，但一直维持至老年。生长激素的分泌呈脉冲式，每间隔3～5小时分泌1次，睡后1小时分泌量达高峰，为一天总量的一半以上。

促进生长激素分泌的因素有生理性因素，如深睡眠、运动、应激状态、低血糖等；药物性因素有胰岛素（诱导低血糖）、可乐定、精氨酸、左旋多巴等。抑制生长激素分泌的因素包括快眼运动睡眠、精神心理因素、中枢神经系统肿瘤、分娩损伤、糖皮质激素等药物、甲状腺功能低下等。

（2）甲状腺：甲状腺分泌甲状腺激素，后者通过增加蛋白质合成从而促进生长和组织发育。在胎儿和婴儿期，还对大脑细胞的蛋白质合成和神经细胞的正常发育有作用。甲状腺激素对骨和软骨均有作用，甲状腺激素缺乏时骨成熟延缓，生长速度降低，导致身材矮小；而甲状腺激素过多时则会造成骨转换及生长速度加快，促进骨成熟提前，也会导致身材矮小症。

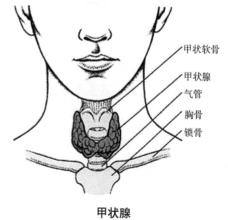

甲状软骨
甲状腺
气管
胸骨
锁骨

甲状腺

（3）肾上腺：肾上腺皮质分泌的糖皮质激素和盐皮质激素可维系人的生存和水盐代谢，其分泌的雄激素与性发育的启动有关。生理剂量糖皮质激素会促进生长激素合成，但长期超剂量使用糖皮质激素会抑制生长。

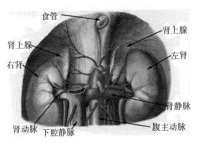

肾上腺

（4）性腺：青春期男性睾丸分泌雄激素，女性卵巢分泌雌激素。这些性激素可引发青春期生长加速，但也使骨骺成熟加速，使骨骺闭合，使生长减慢以致停止。

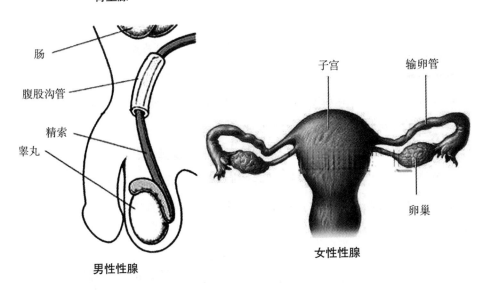

男性性腺　　　　　　**女性性腺**

（5）维生素D：维生素D为固醇类衍生物，具有抗佝偻病作用，又称抗佝偻病维生素。其主要作用有二：一是作用于肠道，促进钙、磷的吸收。缺乏维生素D时，我们摄入的钙或牛奶中的钙就不会被吸收，这就是为什么光补钙还缺钙的原因；二是作用于骨骼，促进其生长和钙化。缺乏维生素D时，骨骼生长迟缓及骨骼钙化不良导致骨质软化、容易变形，表现为不长个、出牙迟、囟门闭合迟、会坐迟、会走迟、鸡胸、肋骨外翻、O型腿等。

虽然我们强调了小儿在哺乳期一定要补充维生素D和钙，但并不是其他时间就不用补充。我国的饮食结构以谷物类食物为主，奶制品食用较少，北方地区冬天的阳光又不充足，加上小儿生长发育比较迅速，会出现缺乏维生素D和缺钙现象。所以，儿童期特别是生长发育快速期如青春发育期，仍需要适当补充维生素D和钙。最方便有效的补钙方法是坚持喝牛奶，牛奶中含钙比较高，儿童能坚持每日至少 2 袋（400 ~ 500 毫升）牛奶，钙的补充基本得到保证。最方便有效补充维生素 D 的方法是晒太阳。皮肤受到紫外线的照射后，人体内的胆固醇就能转化为维生素 D。也就是说在紫外线的帮助下，人体自身能合成维生素 D。

（6）胰腺：胰腺的胰岛能制造胰岛素，后者可直接通过胰岛素受体及受体后信号途径转导或者间接地对其他促生长调节物质发生作用来促进生长。

综上所述，人体生长发育过程是非常复杂的，是受多种激素调节的，激素缺一个就不行，量多不行，量少也不行。既相互促进，又有相互抑制。

2 营养是长高的基础吗

一切生命活动离不开能量，能量来自食物。能量摄取不仅用于生命活动，还用于生长发育。膳食热量摄入不足时，孩子身体会自动产生一种"适应"，降低基础代谢率，减少身体活动，使体重维持不变。若热能摄入量进一步减少到不足需要量的 80% 时，则出现体重下降，身高生长速度明显趋缓。能量是生存之本，其重要性无可替代。一项关于孩子膳食营养与行为的研究显示：实验期第 1 个月内自由进食，蛋白质和能量均充足，孩子表现十分活跃，爱打球、骑车，午睡时间短。第 2 个月维持同样的蛋白质供给量，但能量摄入量减少 10%，孩子仍维持同样体重，但打球、骑车时间减少，午睡时间增加。第 3 个月内能量摄入再减少 10%，为原来的 80%，则活动进一步减少，生长停滞，学习效率明显下降，对周围环境的反应较迟钝。在婴儿期、青春期生长突增阶段，孩子对能量摄入尤其敏感。能量供给不足，可影响所有营养素在体内的有效利用，同时机体会动用自身的能源储备，或通过组织分解来满足生理需求，导致低体重和营养不良。相反，能量供给过多，可造成能量蓄积，引起超重、肥胖。因此，应避免膳食热量大幅波动对生长发育产生的不利影响。

长高的本质就是骨骼生长，骨骼生长需要的主要原料是蛋白质、维生素 D 和钙，都必须来自食物。俗话说："好的身体是吃出来的。"众所周知，食物是保证生命和健康的物质基础，《素问·脏气法时论》说："五谷为养，五果为助，五畜为益，五菜为充，气味合而服之，以补精益气。"《素问·五常政大论》讲："谷肉果菜，食养尽之。"说的是五谷、五果、五畜、五菜都要穿插食用。2 000 多年前的话，放到今天仍然真切有用。

营养的第一原则是营养素要全面，要注意摄入各种营养素，包括蛋白质、脂肪、碳水化合物、维生素、微量元素。不挑食、不偏食。

营养的第二原则是营养素要均衡，一日三餐，各种营养素要搭配，动物食品和植物食品要有一定比例。孩子们的饮食中，蛋白质要不低于每日摄入能量总量的 20%，动物蛋白占摄入蛋白质量的 1/3 ~ 1/2，多吃豆制品补充植物蛋白。青春期孩子每天主食摄入量不低于 500 克、蛋白质摄入量大于 80 克、钙摄入量为 1 000 ~ 1 200 毫克。奶制品、鱼类、豆制品是补充钙理想的食品。适当多吃蔬菜和水果，可获得生长发育所需的维生素和微量元素。

另外，要注意的是不要用成人的色香味标准来衡量、评价孩子饮食的好与差；要注意进食含锌、碘、钙、铁、锰、硒以及维生素丰富的食物和食品，如动物肝脏、肉类、蛋类、鱼类、蛤、蚌、牡蛎、海带、紫菜、蔬菜、动物骨头等；也要注重植物蛋白的摄入，尤其是谷类、豆类食物。对于孩子的营养供应上要放开点，不要限制太多，孩子不仅需要吃主食，还需要吃副食；主食也不能过于精细，要吃得粗一点，吃得杂一点，比如豆腐、菜泥、肉末、鸡蛋、鱼羹、麦片、米油、糠麸饼等，都可以吃一些。

3 孩子为什么不吃饭

现在物质丰富了，生活条件好了，孩子反倒厌食了，不好好吃饭了。这是为什么呢？可能的原因有以下 4 条。

（1）饮食无节制：一味让孩子吃得太多、太好，食物难以消化，超过了小儿自身的消化吸收能力就会造成伤食或食积。目前绝大多数厌食都与饮食不节、伤食、食积有关。

（2）饮食习惯不良：小儿偏食、吃零食及吃冷食冷饮都会影响食欲和消化能力。偏食会导致营养摄入不全面和某些营养成分缺乏，如缺锌、缺铁、缺钙；过多吃零食，会大大影响正餐的进食量，还会影响消化液的产生及消化管的运动规律，使消化能力降低；吃冷食冷饮会影响消化系统的"腐熟水谷"功能，也会使消化功能降低。

（3）精神紧张：众所周知，人的心情和食欲有很大关系。所以切勿在吃饭时训斥、责骂孩子，以免影响孩子食欲，错失长身体的良机。

（4）其他因素：天气炎热时，小儿消化能力降低，食欲也差，而且，小儿生病或者是服药都会影响食欲。此时不要逼孩子吃东西，这种厌食是允许出现的，也是短暂的。

 怎样纠正孩子厌食

☺ 为孩子建立饥饱规律。老人们常说："要想小儿安，常带三分饥和寒。"孩子应有饱有饥，有饥饿感，才会有食欲。专家们认为，孩子对饮食的调节，往往比成人更依赖其内在的本能。他们的胃口常常是由内在的饥饱来决定的。换言之，他们真是饿了，即使不勉强或强迫，也会乖乖地进食。为使孩子有饥饿感，应做到每日三餐定时，每餐都不要吃太饱了，进食量不宜超过孩子的消化能力。家长不要因一顿没吃饱怕饿着就给零食填肚子，要让孩子体会到他饿了，他需要食物，而不是食物需要他。

☺ 创造良好的进食环境，让孩子高高兴兴地吃饭。家长可以让孩子参与买菜、择菜、做饭的过程，再为孩子生动地描述一下将要进食的"美味佳肴"，以激发孩子的食欲。家长不要在用餐的时候说学习成绩之类的"不愉快、倒胃口"话题，不要在吃饭时批评孩子、训斥孩子，不要强迫孩子吃东西，要慢慢纠正孩子不良的饮食习惯。营养学家和心理学家研究证实，很多家长挖空心思让孩子多吃，甚至采取许愿、哄骗、训斥、打骂等方式，来强迫孩子进食，其结果，往往导致孩子产生反抗情绪、恐惧和厌食的心理，久而久之很容易造成营养不良，使正处于生长发育期孩子的健康受到影响。因而，当孩子出现偏食、拒食时，一定不要强迫其进食。吃饭也是一种心情，家长要根据孩子生长发育的特点，结合具体情况，科学地拟订食谱，合理地安排膳食，并为孩子创造一个良好的能够激发孩子食欲的用餐环境，让孩子心情愉快津津有味地进食。

☺ 用心烹调，平衡膳食，杜绝零食。孩子的牙齿和骨骼正值生长发育期，食物应做软些，要易于咀嚼，不要用成人的色香味标准来衡量和评价孩子饮食的好与差。在膳食结构中，要有甜有咸、有荤有素、有粗有细。单喝牛奶、吃鱼肉、鸡蛋，营养虽好，但容易便秘；单吃蔬菜瓜果，不仅易饥饿还可导致营养不良。终日吃奶糖、巧克力、瓜果，会扰乱饥饱规律，影响消化功能，降低食欲。因此，营养素要全面、平衡。家长应该做到的是努力提高饭菜的质量，经常更换品种，让孩子感到新鲜，对饭菜有食欲。另外，要注意纠正孩子偏食、吃零食、吃冷饮的不良习惯。方法很简单，就是家里不要储备冷饮及一些营养价值不高的小食品。

☺ 纠正便秘，保证消化道畅通，对增强食欲也是非常有效的。睡眠要充足，生活有规律，多到户外活动，如做游戏、散步、游泳等都会增加孩子的饥饿感。

对严重厌食的儿童应该检查一下是否患有缺锌、贫血或其他疾病，没有病切莫乱吃药，包括所谓的"补药"；若有病应及时在医生的指导下进行治疗。最后特别提醒家长，纠正厌食，不仅需要时间，还需要有耐心，千万不能着急。

 孩子不长个是不是缺乏营养

孩子不长个子，很多家长认为是因为食量小、挑食缺乏营养造成的。其实，真正营养缺乏造成的矮小已经很少了。影响孩子长高的主要营养因素是营养素不均衡，也就是因为偏食导致某些营养素过多、某些营养素过少，造成营养不均衡。挑食、偏食的原因是家长强迫孩子进食。因此当孩子出现偏食、拒食时，一定不要强迫其进食，应该在饮食方面，提倡荤菜素菜搭配，粗粮细粮搭配，均衡摄入。

当然，食量过少或者严重厌食是疾病，是否存在营养缺乏，应该看医生。

孩子长胖不长个怎么办

随着人民群众生活水平的提高，孩子们的生长出现了两个极端，有的"膘肥体胖"，也有的"骨瘦如柴"，两者都是营养不均衡、身体不健康的表现。

很多家长认为孩子只要吃得多，吃得好，就会发育得快，长高个。于是经常强迫孩子吃大鱼大肉、洋快餐，补锌、补钙、补蛋白粉、补牛初乳、补微量元素等，总是挖空心思让孩子多吃点、多喝点、多补点，结果孩子营养过剩了，只长胖不长个。胖孩子更容易发生性早熟。

肥胖儿童血中脂肪酸浓度增加可抑制生长激素的分泌。经测定，肥胖儿童自发的和刺激引起的生长激素分泌均受抑制，肥胖儿童的身高明显低于正常体重的儿童。

由于各类广告宣传等原因，许多家长常常认为孩子会缺锌、缺钙、缺乏抵抗力，总想要补点什么。另外，攀比心理作祟，别人家孩子补了，自己家没补，有点愧对孩子和内疚心理。其实，除婴儿期需要适当补充维生素D以促进钙吸收以外，正常饮食是不容易造成微量元素缺乏的。既然是微量元素，并非多多益善，补得过多反而会酿成其他危害。

试想一个鸡蛋，不靠任何外来因素，就可以孵出小鸡来。其他食物也是由细胞所组成的，也一样有各种营养素，只是不同食物各种营养素含量和比例有所不同。任何保健品都无法与天然食物相媲美！务必牢记：药补不如食补！

对于一些超重的儿童，要注意控制热量、平衡膳食、合理搭配。另外，吃饭前最好能先吃点含糖少、热量低的水果或喝点汤饱腹，同时要减慢吃饭速度。有肥胖症的孩子，应该积极运动锻炼，在医生的指导下科学治疗减轻体重，以降低血中脂肪酸的水平，促进生长激素的分泌，健康成长。

 睡眠是孩子长高的条件吗

睡眠是一种周期性的生理现象，是人类生命活动中的一个重要方面，也是保证机体生长发育、促进长高的必要条件。研究发现促进人体长高的生长激素在睡眠状态下的分泌量是清醒状态下的 3 倍左右。在临床实践中常常发现那些睡眠不深，容易被惊醒或经常做梦，睡眠质量较差及睡眠不足的孩子往往生长速度较慢。如今儿童学习负担重，作业多，孩子睡眠不足，已经成为影响身材增长的不利因素。

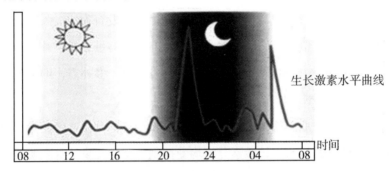

生长激素水平曲线

生长激素昼夜分泌模式图

生理性生长激素每间隔 3～5 小时分泌 1 次，1 日约有 8 个脉冲波，夜间峰值最高。

为了孩子的正常生长发育，为了长个子，首先应保证孩子有充足的睡眠。年龄越小的孩子，睡眠时间越长。各个年龄段儿童每天的睡眠时间如下：

新生儿：20～22 小时。

2～3 个月：18～20 小时。

4～6 个月：16～18 小时。

7～12 个月：15～16 小时。

1 岁：15 小时。

2 岁：13～14 小时。

3～4 岁：13 小时。

5～7 岁：12 小时。

8～12 岁：10 小时。

13～18 岁：9 小时。

睡眠不仅要看时间长短，还应注意质量。睡眠不安经常与身体不适或某些疾病有关，如呼吸道或消化道炎症或寄生虫疾病，另外也与孩子的大脑发育尚不完全，尚未形成规律的作息时间以及不良睡眠习惯有关。据国外一项调查显示，看电视或玩游戏时间过长，可以导致孩子夜间出现失眠或睡眠不安，当每天看电视时间超过 1 小时，则孩子在睡觉时可出现辗转反侧，腿抽动，甚至有的孩子可以出现癫痫样发作。目前临床医生总体认为优质睡眠可以使身体和大脑得到充分休息，保证体力充沛，有良好的精神状态和食欲，再加上睡眠时肌肉得到充分放松，有利于关节和骨骼的伸展，这些均有利于孩子的身高增加。故有研究者认为保持充足的睡眠有利于长高。

生长激素分泌量与睡眠深度和总时间呈正相关。因此家长应该保证孩子有充足和优质的睡眠，注意给孩子提供一个安静舒适、光线较暗、室温不宜过高的睡眠环境；养成严格的作息习惯，有利于培养孩子的生理睡眠周期；家长要起模范带头作用，避免熬夜；睡觉前不要进食过饱，也避免喝过多的水，尤其是甜的饮料；睡眠前不宜进行剧烈的运动；在节假日尤其需注意看电视或玩游戏时间不宜过长；白天睡眠时间不宜过长。

 运动为什么是长高的保障

人体的骨骼、肌肉也和其他器官一样，经常进行着新陈代谢。当体内环境和外界环境发生变化时，其结构也会发生改变。因此，在睡眠和营养保证下，增加运动和体育锻炼是促进身体发育，尤其是骨骼和肌肉发育的最有利因素。运动的好处如下：

运动可以显著刺激垂体分泌生长激素，从而促进骨骼的生长。运动本身并不能使遗传预定的身高增加，但是运动可以促进遗传潜力得到最大限度的发挥。

运动有利于骨骼及全身的钙、磷代谢，加速矿物质的骨内沉积，使骨密度增加。长期锻炼者的骨骼直径增粗，骨髓腔增大。体育锻炼能促进全身血液循环加快。供给身体各器官的血液增多，供给骨骼的营养也就多，可促使骨骼更好地发育增长。

运动可以消除疲劳，使头脑清醒，思维敏捷。运动可以增强心肺的功能。充足的氧气供应和强有力的心脏是青少年健康体魄的重要基础。运动锻炼还可以增强人体免疫功能，提高对外来病菌的抵抗力。锻炼的同时还可以进行日光浴和空气浴，增强机体对周围环境的适应能力。

在运动时呼吸肌运动增强，对腹壁、胃肠起到了机械按摩的作用，从而使机体的消化功能增强。所以，坚持体育锻炼，可以促进食欲和生长发育。

体育锻炼可以培养动作技能，如身体协调平衡能力、反应的灵敏度等。

研究结果提示：运动的孩子比不运动的孩子高 2～3 厘米。尤其是经常进行有氧运动者长得更高。

有助于长高的有氧运动有：

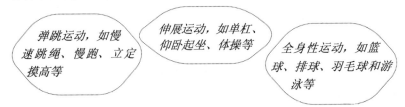

弹跳运动，如慢速跳绳、慢跑、立定摸高等

伸展运动，如单杠、仰卧起坐、体操等

全身性运动，如篮球、排球、羽毛球和游泳等

有氧运动的定义是：①中等强度（运动强度过大、过小都不好，刚停下时心跳在 120～150 次 / 分较合适）；②有规律、连续性运动；③每次不少于 20 分钟（对于需要减轻体重者，最好能达到每次半小时）；④尽量在户外（万物生长靠太阳，人类的生长也一样。北方地区人的身高之所以比南方人更高，有气候因素，也有日照时间因素。越是北方，长年雨水越少，日照总时间越长）。要注意避免过于剧烈的运动，否则会造成缺氧，是无氧运动，反而不利于长高。连续时间过长的运动，会过度消耗能量和营养，也不利于长高。

青少年正值学知识和升学考试的关键时期，不少孩子往往向家长抱怨没有时间运动。俗话说，磨刀不误砍柴工。学习与运动，一张一弛，两者不但不冲突，反而有相互促进作用。所以青少年应当根据年龄、兴趣等来选择运动项目，在安全的前提下进行体育锻炼。

 快乐为什么是长高的酵素

儿科发育学者研究发现，如果一个孩子从小生长在缺乏家庭温暖的环境中，得不到父母的爱抚和呵护，那么他的身高比同年龄儿童矮小，国外称这类矮小者为情感遮断性身材过矮症，有的资料也称之为"社会—心理—矮小综合征"，也有人称之为"心理性矮小症"。

心理性矮小症的发生原因，主要是下丘脑、垂体系统功能受不良情绪的影响，引起生长激素分泌减少。情感遮断性身材过矮症的小儿一般睡眠不踏实，缺乏安全感，有时在梦中喊醒、哭醒等，这些情况会影响到睡眠质量。而儿童的生长激素只有在深睡期和熟睡期才分泌旺盛，因此说，睡眠不安、易惊醒的孩子，生长激素的分泌就有可能受到抑制，这也是孩子长不高的重要原因之一。

因此，应多给孩子一点"爱"，让孩子在快乐中成长。

（1）影响心理健康的因素：

1）家庭结构。在家庭人口结构中，一个十分重要的因素就是家庭结构的健全完整程度。有人曾对 1 095 名中小学生的家庭结构与其心理健康的关系进行调查，发现：生活在不完整家庭（双亲一方或双方由于死亡、离婚等原因而造成的一方或双方不在的家庭）里的中小学生，有心理健康问题者所占的百分数为 13.8%，而完整家庭中有问题孩子的只占 0.2%，充分说明健全完整的家庭结构对儿童的心理健康发展有着良好的作用。

2）家庭氛围。所谓氛围，就是指人所处的环境气氛和情调，它是在某一环境中的人们相互影响、相互制约过程中形成的某种心理情绪和环境气氛。良好的家庭氛围，可使儿童活泼、开朗、大方、好学、诚实、谦逊、合群、求知好奇；相反，不良的家庭氛围，则会使孩子胆怯、自私、嫉妒、孤独、懒惰、行为放任、不讲礼貌。因为儿童在适应家庭环境的过程中，常以父母和其他家庭成员（祖父、祖母、外公、外婆等）为最亲近、最直接的模仿和认知对象，并以模仿式的学习来感受事物、熟悉环境、发展自己的习惯行为，形成自己的心理定式和性格特征，之后在与社会环境的接触当中，就开始以长期在家庭气氛中熏陶出来的心理模式、性格特征、习惯行为来判断自己对家庭以外的世界的适合或不适合。

3）教育态度与方式。从发展的观点看，对儿童的教育应该是成人以自觉的、持续不断的努力去开发儿童的一切潜在的能力，即父母有责任和义务向儿童提供一切条件包括环境、人际交往等，关心他们德、智、体、美的全面发展。

4）家长的文化素质和心理素质。父母的文化素质和心理状态潜移默化地影响着儿童的心理成熟和生长发育。就文化素质而言，一般说来，若父母的文化素养高，常对子女有更高的要求和期望，他们用自己的知识和强烈的求知欲去影响和教育子女，培养他们顽强的进取精神，同时在儿童的学习上也能给予较好的指导。相反，文化素质较低的家长本身不思进取，往往对子女的要求不高，他们不仅自己不学习，也不关心子女的学习，甚至只顾自己的娱乐而影响孩子的学习。很多研究成果都表明父母的文化素质与子女的心理健康有较高的相关性。

（2）怎样创建良好的家庭环境和气氛：

1）以身作则，身教重于言教。儿童对一种家庭气氛的心理承受力表现在他对家庭成员（主要是父母）形象的适应和接受，父母在家庭生活中扮演的角色最直接地影响着儿童的心理健康。因而父母们要时刻意识到身旁有一双天真无邪的眼睛在瞅着自己，在生活和工作中处处以身作则，凡要求孩子做到的，自己首先做到，多示范、少说教。

2）要有民主的行为作风。作为父母要尊重子女的独立人格，作风民主，和蔼可亲，这对子女身心的健康成长将产生极为有利的深刻影响。在家庭生活中，父母对子女既是长辈，也是教师和朋友，切忌把"社会角色"带进家门；要学会理解和尊重子女，站在子女的角度，才能发现他们的内心世界，千万不能按家长自己的主观意志随心所欲、拔苗助长；家庭内出现矛盾和分歧时，切忌急躁、粗暴，尽可能地热心肠、冷处理，把复杂的问题简单化。

3）和谐的家庭气氛。家庭成员相互尊重、理解、信任和关心是治家、教子的基本条件。家庭和谐的关键是居于核心地位的父母双方，为了家庭的幸福和子女成才，有必要认真研究一下做配偶的特殊艺术和家政科学。

4）乐观向上的精神风貌和高尚的审美情趣。父母乐观、镇定、愉快的情绪对孩子可以产生巨大的感染力，父母应自觉克制来自各方面的烦恼、伤感和忧郁，控制自己的不良性格，以乐观向上的精神风貌让孩子感到家庭是温暖迷人的。另外，家庭中的物质环境和心理气氛也应充分考虑其对教育的影响。目前有些家长对家庭陈设、衣着服饰、吃喝娱乐等十分注重，对子女的智力投资、学习休息和身心健康却漠然处之，这是万万要不得的，任何一位家长都不应低估这种"潜移默化"的巨大力量。

（3）关注儿童矮身材的心理健康：儿童常常会因为自己个子矮感到自卑和忧虑，专家建议家长尝试做到以下方面，保障孩子心理健康。

☺ 注意对孩子的态度，避免谈及"矮小"之类话题，因为他们也想长高，更需要人们的关爱和支持。

☺ 让孩子保持乐观、向上的心态，让他们快乐地成长。

☺ 鼓励孩子合理地搭配膳食，保证充足的睡眠，积极参加体育运动。

☺ 咨询医生，发现影响长高的因素，积极干预和治疗。

 哪些原因影响孩子长高

（1）暂时性儿童矮身材的原因：

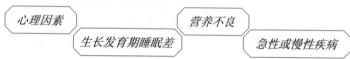

1）心理因素。悲观情绪抑制生长激素分泌，生长缓慢。

2）生长发育期睡眠差。生长激素的分泌减少，影响身体增长。

3）营养不良。挑食，偏食，蛋白质摄入不足，不能满足生长需要。

4）急性或慢性疾病。各种引起生理功能紊乱的急慢性疾病对儿童的生长发育都能产生直接影响。但影响程度取决于病变发生的部位、病程的长短及病情的严重程度。一般急性疾病对生长的影响是暂时的，尤其是在身体营养状况良好的情况下，可以很快恢复。多种慢性病，如肝病、肾病、肺炎、贫血、佝偻症和营养不良等，都会影响儿童的生长发育。疾病治好了，他们都会出现"追赶生长"。

暂时性儿童矮身材及时干预和治疗，预后较好。

（2）病理性矮小常见的病因：

1）内分泌性矮小。如生长激素缺乏导致的矮小，就是我们通常说的侏儒症，甲状腺激素缺乏导致的矮小即呆小症，性早熟所致成年身高低也属此类。性早熟者与一般矮小不同，由于发育提前，发育早期身高可高于同龄人，但因骨骺提前闭合，生长停止也早，最终身高也常常较矮小。

2）小于胎龄儿／宫内发育迟缓。由于孕母有慢性疾病史、服药史，宫内缺氧、宫内感染等导致患儿出生体重或身长低于同胎龄、同性别最低标准。出生后2年内未能实现有效追赶，成年身高也低。

3）染色体疾病。如特纳综合征也称为先天性卵巢发育不全症，是一组性染色体异常所造成的卵巢发育不全，并出现女性第二性征发育不良或完全不发育和某些先天畸形的病症，是引起女性儿童侏儒症的常见原因。

4）骨骼系统疾病。如软骨发育不全、先天性成骨不全症、大骨节病等均可导致身材矮小。

5）特发性矮小（ISS）。排除全身性疾病，骨代谢病、营养不良、内分泌疾病等不明原因的矮小。60%～80%的身材矮小症可归为特发性矮小。特发性矮小包括体质性生长发育延迟和家族性矮小。

身材矮小症的病因很多，只有针对病因施治，才能取得良好的效果。现在还不存在，以后也不大可能会存在一种药物可以治疗所有原因引起的身材矮小症。因此，如果儿童矮身材，应及早就诊，以免延误治疗的最佳时机。

儿童矮身材检查

 怎样评价孩子生长发育的好坏

小儿生长发育包括两大部分，其一是体格发育，其二是神经心理发育（俗称智力发育），当两者发育均正常时才可称为健康儿童。

体格发育包括身长（高）、体重、头围、胸围等近10项内容。其中身长（高）、体重是人体重要的生长发育指标。身长（高）是测量小儿头顶至足底的距离。3岁以内小儿测量时取卧位姿势，因此称为身长；3岁以后要采取立正的姿势测量，称为身高。身长（高）代表骨骼发育情况。体重是身体各器官、组织、体液的总重量。它能及时反映小儿近期的营养状况和疾病情况。3岁以内的小儿身长与营养和疾病有着密切的关系。3岁以后身高受种族、遗传和环境的影响较为明显。身高短期营养变化关系不明显，但是与长期营养状况有一定的关系。所以医生常常应用身高、体重来评价小儿的体格发育情况，家长也应该关注这两项指标。

正常儿童体格检查：一般情况下，6个月以内的小儿最好每月测量1次，6个月至1岁每3个月测量1次，1岁以上每半年测1次，3岁以上每年测1次。矮身材的儿童体格检查次数就要多一些。

 怎样给孩子测量身高、体重、两臂间距

3岁前测卧位身长，3岁后测立位身高。

（1）测身长：正确测量方法是需要两个人，其中一人固定婴儿头部，另一人拉直下肢，并使足底与下肢呈垂直状态。利用可滑动的测量尺精确测定头顶与足底间距离。

（2）测身高：立位测量身高时，要求孩子赤足，脚尖分开，并腿直立，两眼平视，背对立尺或墙壁，测量头顶与足底的距离。还应注意将发夹等去掉。如果在家测量，可在墙上贴一张纸，每次测量后在纸上画一条线，不需要每次测量出具体高度，只需要区分出与上一次测量的差距即可。

正常情况下，直立测量身高比平卧测量身长少 1.25 厘米，所以往往因体位和测量工具变化得出"似乎没有长高"的结论。因此测量身高需要注意"四同"：

☺ 相同的时间，由于站立或坐起后，人的脊柱的椎间隙会受到压缩，早、晚身高会不同，一般来说，早上高一点，晚上矮一点。相同的时间测量才有可比性。

☺ 相同的测量尺。

☺ 同一测量者。不同的测量者，尺卡在头部的松紧度会有差别。

☺ 孩子相同的站立方法（要求脱鞋，脚跟、臀部、肩部和头部全部靠墙，挺胸，收腹，腰部尽量挺直，两眼平视，头部不要过仰，否则测不到头部的最高点）。

（3）测量体重：测量体重最好选用杠杆式体重计，测量前要检查零点，应脱去小儿外衣、鞋和帽子，年长儿尽量排空小便，这样称出的数值较为准确。

（4）测两臂间距：两臂间距是指孩子站立时两手伸直由一手中指指尖到另一手中指指尖的距离。在诊断先天性睾丸发育不全症、短肢侏儒症或其他外形异常的疾病时都应测量其两臂间距。

（5）测上下部比例：耻骨联合处到足底的长度为下部长度，而整个身高减去下部长度则为上部长度；上下部比例会随着年龄而改变。正常的足月儿上下部比例为 1.7：1，而 1 岁时为 1.4：1，到 10 岁时约为 1：1。性腺功能低下症时上下部比例会降低，而在甲状腺功能减退症时上下部比例明显增大。

 孩子胖瘦与长个子有无关系

生长速率低伴消瘦者可能患有哮喘、心血管病、胃肠道病、精神心理性或神经性厌食等慢性疾病。

生长速率低并伴肥胖者可能患有生长激素缺乏、甲状腺功能减退症、库欣综合征、假性甲状旁腺功能减退等疾病。

 孩子身材不匀称、四肢短小会是哪些病

不匀称身材伴四肢短小可能患有软骨营养障碍、干骺端软骨发育不全、多发性骨骺发育不全等疾病。

不匀称身材伴四肢、脊柱短小可能患有黏多糖病、畸形综合征、染色体疾病等。

 儿童矮身材父母需要向医生提供哪些情况

就诊时实际（生活）年龄，历年身高和体重，年生长速率。

孩子的出生时间，出生时的身长、体重，特别是1周岁时是否有矮小，这对诊断有一定意义。

孩子饮食、睡眠、运动、智力、心理等情况，有无肝炎、肾炎、脑外伤等病史和其他特殊病史，是否用过影响生长发育的药物和保健品等。

发现孩子矮小或出现性早熟症状的时间，后期进展情况和近一年来的身高增长情况。

母亲的妊娠和分娩情况，特别是孩子出生时有无早产、低体重、缺氧史等。

父母的身高，有无发育较早或过迟发育史及家族中其他成员的身高情况。

有无肿瘤、糖尿病、遗传病等家族病史。

以往就诊情况以及相关检测结果和治疗情况等（要携带孩子的病历以及以往的检查结果）。

 父母早长还是晚长与孩子身高有无关系

父母早长还是晚长与孩子身高是有关系的。父母早长或晚长，孩子也有可能早长或晚长。那么孩子究竟是早长或晚长，要通过监测生长速率、发育特点以及实验室检查结果，由专业医生做结论，不能凭经验主观臆断。

儿童矮身材需要做哪些检查

引起儿童身材矮小的原因很多，要治疗必须查清病因，做出正确诊断，然后再考虑如何治疗。因此除了询问病史和体格检查外，还需要进行以下检查。

> 常规检查，骨龄判定，特殊检查

（1）常规检查：应常规进行血、尿检查和肝、肾功能检测；女孩均需进行核型分析；为排除亚临床甲状腺功能低下，应常规检测甲状腺激素水平。

（2）骨龄判定：骨骼的发育贯穿整个生长发育过程，是评估生物体发育情况的良好指标。骨龄即各年龄时的骨成熟度，是根据左手腕、掌、指骨正位 X 线片观察其各个骨化中心的生长发育情况进行测定的。正常情况下，骨龄与实际年龄的差别应在 ±1 岁之间，落后或超前过多即为异常。

（3）特殊检查：

1）进行特殊检查的指征。①身高低于正常参考值减 2SD（或低于第 3 百分位数）者；②骨龄低于实际年龄 2 岁以上者；③身高增长率在第 25 百分位数（按骨龄计）以下者，即 2 岁以下儿童为 < 7 厘米 / 年增长；2 岁以上儿童 < 5 厘米 / 年增长。需进行生长激素激发检测。

2）胰岛素样生长因子 -1 和胰岛素样生长因子结合蛋白 -3（IGFBP-3）测定各实验室应建立自己的参比数据。

3）其他内分泌激素（肾上腺、性腺）的检测。视需要对患儿的其他激素选择进行检测。

4）下丘脑、垂体的影像学检查。儿童矮身材均应进行头颅的 MRI 检查，以排除先天发育异常或肿瘤的可能性。

5）核型分析。对疑似有染色体畸变的患儿都应进行核型分析。女孩，特别是未发育女孩还要查染色体以排除特纳综合征，极个别男孩也可能需要检查染色体。

6）胰岛素样生长因子生成试验。对疑似为生长激素抵抗（Laron 综合征，即生长激素受体缺陷）的患儿，可用本试验检测生长激素受体功能。方法一：按 0.075～0.15 单位／（千克·日）每晚皮下注射重组人生长激素（rhGH）1 周，分别于注射前、注射后第 5 天和第 8 天各采血样 1 次，测定胰岛素样生长因子 -1。方法二：按 0.3 单位／（千克·日）每晚皮下注射重组人生长激素，共 4 天，于注射前和末次注射后各采血样 1 次，测定胰岛素样生长因子 -1，正常者的血清胰岛素样生长因子 -1 在注射后会较其基值增高 3 倍以上，或达到与其年龄相当的正常值。

 为什么要做生长激素激发试验

生长激素呈波浪式峰值分泌，如果不做激发试验，很难测出峰值，就无法知道生长激素是否分泌正常。规范的生长素激发试验需要分别做两种药物的激发试验，共 8～9 个时间点（采用留置针，并不是反复扎针），就可以用药物刺激的方法人工测出生长激素的峰值，并判断出是否缺乏生长激素。

 怎样进行生长激素激发试验

☺ 激发试验前一晚开始禁食禁饮，2 岁以上儿童至少空腹 8 小时，2 岁以下儿童至少空腹 6 小时。试验全过程禁食。

☺ 按照生长激素缺乏症的诊疗规范，必须是分别做两种药物的生长激素激发试验。激发试验药物有胰岛素、可乐定、精氨酸、左旋多巴等，从中选择两种。两种药物分别采用口服和静脉两种用药方式，可减少因消化吸收原因影响口服药迅速起作用的可能。

☺ 激发试验采血时间及次数： 给药前采血一次测定生长激素基础值，给药后 30 分钟、60 分钟、90 分钟、120 分钟分别采血测生长激素。虽然采 5 次血，其实只有 1 次静脉穿刺，然后做个静脉留置针，方便后几次采血；5 次采血总量不超过 15 毫升，要知道正常人体的脾脏就是用来破坏成熟红细胞的，每天破坏 30 毫升左右，抽了血之后，脾脏就会代偿性地少破坏一些，对人体没有不良影响。

☺ 结果判断：任一次检测值≥ 10 纳克／毫升为生长激素正常；如果最

高值（峰值）＜5纳克／毫升为生长激素缺乏，但是并非一点也没有，只不过很少，视为缺乏；如果＞5纳克／毫升，＜10纳克／毫升，认为是生长激素部分缺乏。由于检验结果受多种因素影响，因此一定要结合孩子的临床情况，如身材矮小程度、骨龄落后程度、生长发育情况等进行综合分析。

10 为什么要做胰岛素样生长因子 -1 的检测

胰岛素样生长因子 -1 具有以下特点：①胰岛素样生长因子 -1 的水平主要受生长激素的调节，胰岛素样生长因子 -1 的浓度在很大范围内与生长激素浓度一致。胰岛素样生长因子 -1 介导生长激素产生生长效应，是反映生长激素 - 胰岛素样生长因子功能的另一种重要指标。②具有胰岛素样活性。③能促进软骨细胞的有丝分裂。

胰岛素样生长因子 -1 是生长激素缺乏症诊断的重要指标。一般认为，9岁前生长激素缺乏儿童胰岛素样生长因子 -1 低于 50 纳克／毫升；9岁以后生长激素缺乏儿童胰岛素样生长因子 -1 低于 100 纳克／毫升。如果胰岛素样生长因子 -1 水平正常，可以排除生长激素缺乏症。如果矮小儿童生长激素水平高而胰岛素样生长因子 -1 降低应考虑有生长激素抵抗。此外，胰岛素样生长因子 -1 尚受甲状腺素、泌乳素、糖皮质激素和营养状态影响。

另外，胰岛素样生长因子 -1 测定还具有一定的鉴别诊断意义。如一个矮小儿童，生长激素激发试验中生长激素峰值正常，而胰岛素样生长因子 -1 低下，但在注射外源性生长激素后，胰岛素样生长因子 -1 升高，生长速率加快，表明该儿童的生长激素分子有变异；如胰岛素样生长因子 -1 不升高，生长不加速，则表明生长激素分子无变异，系生长激素受体缺陷。

正因为胰岛素样生长因子 -1 对于身材矮小症的确诊及用药后效果的评定、用药剂量的调整都具有重要的临床意义，所以才要求身高不理想的或在接受身高干预的孩子检测胰岛素样生长因子 -1，来制订更加科学合理的治疗方案。

检测胰岛素样生长因子结合蛋白 -3 有什么意义

人体内血循环中大部分的胰岛素样生长因子是与特异性结合蛋白相结合的，人体中有 6 种不同性质的胰岛素样生长因子结合蛋白（IGFBP-1 ~ IGFBP-6），其中胰岛素样生长因子结合蛋白 -3 与生长激素关系密切，是诊断生长激素缺乏症有价值的指标。

胰岛素样生长因子结合蛋白 -3 起着延长胰岛素样生长因子 -1 半衰期的作用，可调整胰岛素样生长因子对细胞的增殖、代谢和有丝分裂的作用。胰岛素样生长因子结合蛋白 -3 的产生受生长激素调节，其检测指标，随着年龄而变化，健康儿童在青春期达到高峰，9 ~ 18 岁的女性比同年龄的男性高出 10% 左右，在吸收不良、肥胖、糖尿病、肝功能异常等情况下胰岛素样生长因子结合蛋白 -3 水平下降，经生长激素治疗后会升高。生长激素激发试验，生长激素峰值＞ 10 纳克／毫升的儿童矮身材中，可发现有些病例的胰岛素样生长因子 -1 和胰岛素样生长因子结合蛋白 -3 水平下降，如应用生长激素治疗，可使部分患儿的胰岛素样生长因子 -1 和胰岛素样生长因子结合蛋白 -3 水平恢复正常。

血清胰岛素样生长因子结合蛋白 -3 降低常提示生长激素缺乏症，其敏感性可达 97%、特异性达 95%，是筛查生长激素缺乏症良好的指标。对于无论是生长激素缺乏导致的矮小，还是生长激素受体缺陷所致的矮小具有鉴别意义，理论上胰岛素样生长因子 -1 和胰岛素样生长因子结合蛋白 -3 的变化应该是一致的。若是出现不一致时提示出现不良反应的风险增加，所以建议有条件的孩子胰岛素样生长因子 -1、胰岛素样生长因子结合蛋白 -3 这两项检查都要做。

 孩子在什么情况下需要做染色体核型分析

有一种染色体病叫作"特纳综合征"，好发于女孩，身材矮小、没有第二性征发育，做染色体核型分析才能确诊。

所以，对超过 13 岁还没有第二性征发育的女孩，要特别关注。因为一旦错过最佳干预期，这种病的患者最终身高一般不会超过 140 厘米。

13 拍摄骨龄片有哪些意义

人的生长发育可用两个"年龄"来表示，即生活年龄（日历年龄）和生物年龄（骨龄）。骨龄是骨骼年龄的简称，借助于骨骼在 X 线摄像中的特定图像来确定。为了解人的骨龄情况，通常要拍摄人左手手部、腕部的正位 X 线片，医生通过 X 线片观察左手指骨、掌骨、腕骨及尺桡骨远端的二次骨化中心的发育程度，来确定骨龄。骨龄在很大程度上代表了儿童真正的发育水平，因此用骨龄来判定人体成熟度比实际年龄更为确切。评价骨龄比较复杂，不同医生评价的结果会有误差，因此只有受过专业培训的医生才能胜任。

☺ 通过骨龄可以了解孩子骨骼生长情况、骨骺闭合的程度及后期生长潜力。例如：某男孩年龄 12 岁但是其骨龄是 13 岁，这说明该男孩虽然只有 12 岁，但其发育速度较快，其身体的生理发育水平已经达到了 13 岁男孩的水平。因为中国男子的手腕骨发育成熟年龄约为 18.4 岁，所以正常情况下该男孩继续生长发育的时间将不会超过 5.4 年。而假如他的骨龄是 11 岁，则说明他的发育速度较慢，只发育到了正常孩子 11 岁的水平，因此他剩余的发育时间还有 7.4 年，可以认为这个男孩在身高生长方面有更大的潜力。如果骨骺闭合了，不但长高停止，而且无药可治。

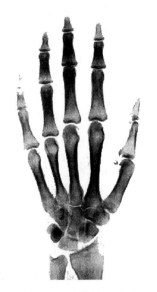

☺ 通过骨龄预测未来身高，了解不治疗会长多高，判断是否需要治疗或确定更合理的治疗方案。

☺ 通过骨龄可以发现疾病线索，并且具有辅助诊断价值。大多内分泌疾病都会产生代谢紊乱，进而影响骨骼发育。因此通过骨龄，可以发现遗传病、代谢性疾病和内分泌疾病线索。例如：生长激素缺乏症、甲状腺功能低下者骨龄落后；性早熟时，骨龄超前。

骨骺闭合的骨龄 X 线片

14 青少年骨骺在什么时候闭合

一般女孩是在 16 ～ 17 岁，男孩是在 18 ～ 19 岁。女孩在青春期 11 ～ 15 岁发育最快，男孩在 12 ～ 16 岁发育最快。

15 骨骺闭合后还能再打开吗

如果经过权威的专科医生确定，骨骺已经闭合，则很难让闭合的骨骺再打开了。切莫轻信虚假广告宣传，以免上当受骗。

16 生活年龄为什么与骨龄不一致

骨龄与实际年龄之间的关系可用骨龄差来表明。即实际年龄与骨龄之间的差数，也为两者之间相差的具体岁数。实际年龄较骨龄差数为正数，则代表骨龄落后于实际年龄；如骨龄差数为负数，代表骨龄提前于实际年龄。正常情况下，骨龄与生活年龄相差在 ±1 岁是正常的。如果实际年龄＞骨龄，常见于生长激素缺乏症、小于胎龄儿、特纳综合征（先天性卵巢发育不全综合征）、体质性青春期延迟等疾病；实际年龄＜骨龄，常见于中枢性性早熟、部分外周性性早熟、部分不完全性性早熟等疾病；实际年龄与骨龄相符，常见于家族性矮身材、正常儿童。

影响长高的疾病——生长激素缺乏症

 什么是生长激素缺乏症

大脑垂体可以制造生长激素，儿童长个子全靠生长激素。生长激素缺乏症就是由于脑垂体分泌的生长激素数量减少，或者质量不高（生长激素结构异常），或者生长激素受体缺陷等原因，导致的身材矮小。

 儿童为什么会缺乏生长激素

生长激素缺乏症是由于人生长激素分泌不足造成的，其原因主要有以下三种：

（1）不明原因生长激素缺乏症：找不到原因的生长激素缺乏症又称为特发性（原发性）。这类患儿的下丘脑、垂体无明显病变，分泌生长激素功能不足的原因也不明确。

（2）找到原因的生长激素缺乏症：找得到原因的又称为器质性（获得性）生长激素缺乏症，又称为继发性生长激素缺乏症。这类患儿的脑垂体受到过外伤、颅内感染、颅内肿瘤或放射性损伤等，导致脑垂体不能分泌生长激素了。其中产伤是国内生长激素缺乏症的最主要的病因。此外，垂体不发育、发育不良或空蝶鞍，均可引起生长激素合成和分泌障碍。其中有些伴有视中隔发育不全、唇裂、腭裂等畸形。

（3）暂时性生长激素缺乏症：体质性青春期生长延迟、社会心理性生长抑制、原发性甲状腺功能减退等均可造成暂时性生长激素分泌功能低下，经过治疗后即可恢复正常。

缺乏生长激素有什么表现

☺ 从小开始不长个。一般出生时身高体重正常，5个月后生长减慢，随着年龄增长，生长缓慢程度增加，2周岁时表现比同龄孩子矮，以后差距越来越大，一年身高增长不到4厘米，严重者仅有2～3厘米，表现为严重的矮小。

☺ 面容幼稚，皮下脂肪丰满，声音尖细，身材匀称，智力正常。

☺ 骨龄延迟2岁以上，青春期发育迟缓。

☺ 生长激素激发试验：生长激素峰值＜5纳克／毫升为完全性生长激素缺乏，5～10纳克／毫升为不完全性（部分）生长激素缺乏。

☺ 胰岛素样生长因子-1和胰岛素样生长因子结合蛋白-3水平降低。

☺ 头颅MRI可显示垂体缩小，垂体后叶移位、消失及垂体柄消失等。

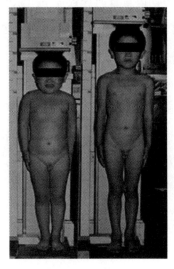
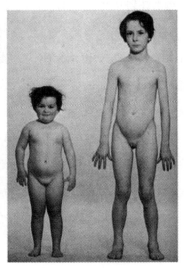

两个10岁男孩   两个10岁女孩

☺ 如伴有甲状腺激素分泌不足或肾上腺皮质激素分泌不足，可出现相应的临床表现。

如何应用生长激素治疗生长激素缺乏症

确诊为生长激素缺乏症，应当尽可能早地应用生长激素补充治疗。其治疗的主要目的是达到正常儿童期身高，并达到正常的成年身高。

（1）剂量：生长激素的剂量范围较大，应根据需要和观察到的疗效进行个体化调整。目前国内常用剂量是 0.1～0.15 单位 /（千克·日），每周 0.23～0.35 毫克 / 千克；对青春发育期生长激素缺乏症患儿、特纳综合征先天性卵巢发育不全患儿、小于胎龄儿、特发性矮身材和某些部分性生长激素缺乏症患儿的应用剂量为 0.15～0.20 单位 /（千克·日），每周 0.35～0.46 单位 / 千克。

（2）用法：最好家长自己掌握注射方法，每晚睡前皮下注射 1 次，常用注射部位为上臂三角肌、脐周 2～3 厘米带、臀部，大腿中部 1/2 的外、前侧面，每次注射应更换注射点，避免短期内重复而导致皮下组织变性。

（3）疗程：生长激素治疗矮身材的疗程要视病情而定，或遵医嘱。2008 年中国矮身材儿童诊治指南认为矮小治疗疗程不宜短于 1 年，过短时患儿的获益对其最终身高的作用不大。每 3～6 个月监测身高、体重、性发育和不良反应，疗程 1 年应予评价疗效。重组人生长激素治疗后如每年身高增长减慢，< 6 厘米，可暂时停药休息 3～6 月后再重新使用；对于特发性矮小者如治疗后生长速率下降，在保证依从性的情况下，应考虑增加剂量，加量后治疗 1～2 年，生长速率仍未提高则应停止使用重组人生长激素。终止治疗指征为：年生长速率 < 2 厘米、女生骨龄 > 14 岁，男生骨龄 > 16 岁、身高 > 平均身高 2 个标准差（-2 SDS）。

 生长激素有哪些副作用

常见的副作用有：

（1）甲状腺功能减低：应用生长激素治疗 2～3 月后会出现甲状腺功能减低，可按需给予 L- 甲状腺素片纠正。

（2）**糖代谢改变**：生长激素可引起一过性高血糖现象，通常随用药时间延长或停药后恢复正常。长期较大量使用生长激素可能使患儿发生胰岛素抵抗、空腹血糖和胰岛素水平上升，但很少超过正常高限，停用生长激素数月后即可恢复。在疗程中应注意监测血糖，对有糖尿病家族史者和肥胖儿尤需注意。

(3) 特发性良性颅内压升高：生长激素可引起水钠潴留，个别患者会出现特发性颅内压升高、外周水肿和血压升高，多发生于慢性肾功能衰竭、特纳综合征和生长激素缺乏症所致生长障碍患儿，可暂停治疗，并加用小剂量利尿剂如氢氯噻嗪，以降低颅内压。

(4) 抗体产生：在应用生长激素治疗过程中，人体会产生生长激素抗体，使疗效降低。不过由于制剂纯度的不断提高，目前抗体产生率已经减少，水针剂更少。

(5) 股骨头滑脱、坏死：因为骨骼在治疗后生长加速，肌力增强，运动增多时易引起股骨头滑脱、无菌性坏死、跛行，亦可出现膝关节、髋关节疼痛，呈外旋性病理状态，可暂时停用生长激素并补充维生素D和钙治疗。在生长激素的治疗期若出现跛行现象应注意评估。

(6) 注射局部红肿或皮疹：通常在数日内消失，可继续使用。目前已甚少见。

(7) 诱发肿瘤的可能性：国际上有关组织曾进行过相关调查研究，根据国家药物治疗研究中心等学术机构的大量流行病学资料，包括对肿瘤患者年龄、性别和种族等人群信息进行综合分析，结果显示无潜在肿瘤危险因素存在的儿童，生长激素治疗不增加白血病发生和肿瘤复发的危险，但对曾有肿瘤、有家族肿瘤发生遗传倾向、畸形综合征，长期超生理剂量生长激素应用时需谨慎，治疗过程中应密切监测血清 IGF-1 水平，超过正常参照值 2 个标准差者宜暂时停用。

6 注射生长激素有哪些禁忌

◎ 骨骺已完全闭合后禁用于促生长治疗。

◎ 严重全身性感染等危重患者在机体急性休克期内禁用。

应用生长激素过程中多长时间随访 1 次

使用生长激素治疗者每 3 个月应随访 1 次。随访时需要测量身高评价治疗效果。此外还要进行甲状腺功能、胰岛素样生长因子 -1、胰岛素样生长因子结合蛋白 -3、血糖和胰岛素（需要空腹）等检测，以便及时调整生长激素剂量和补充甲状腺素。每年复查 1 次骨龄。疗程中应观察性发育情况，按需处理。疑有颅内病变者应注意定期复查头部 MRI。

 注射生长激素治疗过程中的常见问题有哪些

（1）注射部位出血的处理：注射生长激素后注射部位出血，说明注射针刺破了皮肤毛细血管，因为针眼出血既不会对患儿身体造成伤害，也不会影响生长激素疗效，所以家长和患儿都不要紧张。立即用棉签按压出血点 5 分钟，即可止血。

（2）注射生长激素后局部疼痛或麻木：注射生长激素后疼痛或麻木，可能是针剂太凉或注射速度太快。因此水针制剂应于注射前 30 分钟从冰箱取出，并且用手暖一暖；注射前使孩子精神放松，注射速度不宜太快。

（3）注射生长激素后出现肌肉或关节疼痛：这可能是生长激素的水钠潴留作用造成的。疼痛较轻者不用处理，几天后症状就消失了；较重者可以减少生长激素的剂量或停药 2 天，待症状消失后继续用就不会再出现了。另外，治疗期间，避免剧烈运动或运动量突然加大，注意适量运动即可。

（4）生长激素治疗时出现血糖升高：一般都是一过性血糖升高，而且会很快恢复正常。若持续血糖偏高，要到医院复查，血糖高于 10 毫摩 / 升则需胰岛素治疗。

（5）注射生长激素以后需要补充甲状腺素：注射生长激素以后生长提速，与此同时甲状腺功能会"跟不上趟"，出现相对的甲状腺功能低下。这就是为什么随访时需要检查甲状腺功能。这时就需要补充甲状腺素，如优甲乐。

（6）生长激素治疗时出现水肿：生长激素有水钠潴留作用，因此在治疗的早期会出现水肿。表现为面部、眼睑、手背、脚背、下肢水肿，个别人出现颅内高压症状，如头痛、恶心、呕吐；耐受者继续用生长激素，一般 3～7 天症状消失；不耐受者，需要减少生长激素剂量或停药，症状消失后恢复用药。

（7）生长激素是否会加快骨龄增长：据国内外相关医疗机构及文献资料报道，生长激素不会加快骨龄增长。

（8）生长激素是否会影响孩子的生育：生长激素是正常人体本身就分泌的，是人体生长发育必需的物质；对生育期的女性，有促进排卵作用；对生育期的男性，有促进精子成熟作用。所以生长激素治疗不会影响生育。

（9）生长激素是否会会使孩子发胖：生长激素是蛋白质，不是糖皮质激素，不会引起发胖；而且生长激素有局部降脂肪的作用。

（10）应用生长激素引起糖尿病：生长激素有升高血糖的作用，糖尿病患者不能用。但是到目前为止，国内外相关文献资料报道生长激素治疗不会引发糖尿病。

（11）生长激素会不会增加肿瘤的再发风险：生长激素对人体内任何细胞、组织都有促进生长作用，所以不能用于肿瘤患者。对肿瘤已治愈者，目前的数据未能表明生长激素治疗会增加肿瘤的再发风险；对正患肿瘤并正接受治疗者，原患肿瘤和继发第二肿瘤的发生率明显增加。

（12）感冒时是否停用生长激素：一般治疗感冒药物，不影响生长激素的疗效。

（13）哮喘或过敏性鼻炎患儿能不能应用生长激素：治疗哮喘和过敏性鼻炎需要应用糖皮质激素时，需要在小儿内分泌科医生指导下调整糖皮质激素的用量。因为糖皮质激素是生长激素的拮抗物，会影响生长激素的疗效。因此尽量应用吸入性糖皮质激素。

（14）生长激素治疗期间能不能预防接种疫苗：生长激素本身就是人体分泌的，是人体自身的成分，所以进行预防接种疫苗是没有问题的。

（15）生长激素漏打一次怎么办：偶尔漏打一次，不会影响疗效，不需要补打；但是尽量避免漏打，更不能擅自停药。

（16）注射生长激素多长时间可以长高：对生长激素敏感的身材矮小症患者，治疗一个月就能长 1 厘米。

（17）应用生长激素效果不佳是怎么回事：影响生长激素疗效的因素很多，例如：①身材矮小并不是由于生长激素缺乏所致，而是因为特发性矮小、胰岛素样生长因子或胰岛素样生长因子结合蛋白减少等因素引起。②经常漏打、剂量不足。③伴有亚临床甲状腺功能低下和慢性疾病。④合并应用拮抗生长激素的药物，如糖皮质激素。⑤血中存在过高的生长激素抗体。⑥骨骺接近闭合或已经闭合。⑦疗程太短，不足以评判疗效。⑧孩子睡眠、营养、运动情况没有很好地配合。⑨生长激素没有按照说明书保存而失去活性。

（18）多大骨龄不建议应用生长激素：初次就诊女孩骨龄 14 岁，男孩骨龄 15 ～ 16 岁，生长速率小于 2 厘米 / 年，此时生长空间已经很小了，一般不再建议应用生长激素治疗。

（19）生长激素治疗需要多长时间：换句话说，应用生长激素治疗到女孩骨龄 14 岁，男孩骨龄 15 ～ 16 岁时，一般生长速率小于 2 厘米 / 年，为减轻家长经济负担可停用。

（20）注射生长激素会不会抑制自身生长激素的分泌：对于生长激素缺乏症的患儿，只有通过外源性补充生长激素才能长个。其次，由于补充的量非常少，为 0.1 ～ 0.15 单位 /（千克·日），不会形成负反馈作用而抑制自身生长激素的分泌；就是剂量再大点 [0.15 ～ 0.2 单位 /（千克·日）] 也不会抑制自身生长激素的分泌。

（21）乙型肝炎（乙肝）和丙型肝炎（丙肝）的矮小患儿能否用生长激素治疗：①乙肝和丙肝是肝癌的高发人群，同时胰岛素样生长因子 -1 有促进细胞有丝分裂和抑制细胞凋亡的作用，一般不建议生长激素治疗。②乙肝和丙肝处于活动期，是一定不能用生长激素治疗的。③乙肝和丙肝处于稳定期，天门冬氨酸氨基转移酶（AST）和丙氨酸氨基转移酶（ALT）是正常的，可以用生长激素治疗。

（22）生长激素治疗的伦理问题：因生长激素比普通的药物价格高得多，而且已确诊矮小需要治疗的儿童身高与同龄小孩相比显得非常矮，故要达到正常儿童的标准身高所需费用也比较高，因此，促进生长的措施不仅应当有效，而且须权衡其利弊，将患儿的利益放在首位。医生和家长都应考虑花那么多钱才长高几厘米，是否合算。

另外，治疗过程中应定期监测身高和疗效，注意调整治疗方案和药物的剂量，如已达到可接受的身高，或小孩长大后不愿意继续治疗，则应考虑停药。

影响长高的疾病——性早熟

 什么是性早熟

（1）所谓性早熟就是青春期提前了：正常情况下，女孩青春期开始的年龄为 8 ~ 13 岁，男孩为 9 ~ 14.5 岁。青春期开始女孩以乳房发育、男孩以睾丸增大为标志。

（2）所谓性早熟就是过早地出现性发育：女孩在 8 岁以前，出现乳房发育等第二性征（或在 10 岁以前月经初潮）；男孩在 9 岁以前出现睾丸增大和第二性征；男女都同时伴有体格的过速发育如生长突增，称为性早熟。

女孩的性早熟发生率为男孩的 10 倍。男孩性早熟多半是病理性的。

 什么是青春期发育提前

女孩 8 岁之前出现性发育才算是性早熟。对于女孩来说，以乳房增大为最初发育迹象，与男孩以睾丸增大为发育迹象相比，不是很科学。理想一点来说女孩以卵巢发育为最初发育迹象更科学，因为卵巢发育后性激素才会增加，之后才会有乳房发育，但卵巢在腹腔内，不做 B 超无法事先知道。且乳房发育距初潮时间，不同的人相差很大，有相差 4 ~ 5 年者，有不足 1 年者，因此不能绝对化。

因此不论男孩、女孩，只要在青春期前出现性发育迹象，如果预测成年身高较低，可下青春期发育提前的诊断，可以进行医学干预。

 为什么孩子青春期越来越早

随着生活水平的提高，正常性发育的年龄也在不断前移，根据欧美一些国家的统计资料，近百年以来，青春期发育年龄大约每 10 年提前 3 ~ 4 个月。

国内资料也表明女孩初潮年龄提前，如北京 1963 年平均初潮年龄为 14.5 岁，1984 年为 12.4 岁，最新资料 2004 年为 12.1 岁。上海 1978 年为 14.1 岁，1989 年则为 12.5 岁。1993 年香港的调查资料显示：有 10% 的女孩在 7 岁时已有乳房发育，认为 7～8 岁发育不应叫过早；50% 的女孩初潮在 12.5 岁，比 30 年前的研究报告提早了 6 个月。因此性早熟的定义应根据不同的年代和地区进行调整，才是适当的。

 孩子性早熟为何越来越多

目前孩子性早熟的发生率有明显上升趋势。专家普遍认为有以下几种因素：

（1）生活水平的提高：现在的孩子普遍营养充足，促使生长发育的潜力容易充分发挥出来。近 20 年来，我国女中学生性发育年龄大约提前 1 年，男中学生的性发育年龄约提前 2 年。

（2）文化传媒的作用：在很多电影、电视、录像、书刊、报纸中，有不少性内容的镜头和文字，使孩子耳濡目染，性开化提前。他们大脑中调节青春发育的神经中枢提前启动，诱发了性早熟。

（3）过多服用某些营养补品：长期摄入含有激素类食物或有类激素样作用的食物，如牛初乳、花粉、蜂王浆、鸡胚、蚕蛹等。这类食品孩子均应慎用，有导致性早熟之虞。目前已知大豆所含的异黄酮是天然的类雌激素物质，过多长期食用，对发育前的孩子可能会引起早发育。蜂王浆也含有雌激素，不适合孩子食用。近期研究发现，食品添加剂和防腐剂也会有类激素样作用。所以要提倡正常均衡饮食，少吃零食，以免给孩子健康造成不良影响。

（4）其他因素：颅内肿瘤、父母的遗传因子、服用性激素药物、误服避孕药、环境污染等原因均可导致孩子性早熟。

如果您的孩子有不良的饮食习惯，请随时关注孩子的发育情况，如果发现有早发育的症状，请及时带孩子就医。

性早熟有哪些危害

（1）个子长不高：由于性激素既能促进骨骼增长，使生长加快，又能促进骨骺闭合，使长高提前终止，所以性早熟孩子的生长周期会明显缩短，没有足够的时间长个子，最终使其成年后的身高比一般人矮。部分未治疗的性早熟患儿，男孩平均成年身高在 151～156 厘米，女孩在 150～154 厘米，与正常成年身高相比分别低 5～10 厘米。

> 性早熟的危害：
> 个子长不高，肿瘤征兆，性行为提前，性格压抑。

（2）肿瘤征兆：一小部分性早熟孩子的病因可能是颅内肿瘤压迫所致，如果得不到及时处理，将会危及患者生命。

（3）性行为提前：性早熟孩子的心理发育与身体发育极不匹配，加上患者生理年龄小，社会阅历浅，自控能力差，发生早恋、早孕、早婚的风险增大。

（4）性格压抑：患儿虽然性发育开始成熟，但其实际年龄与心理成熟程度不相一致，因此性早熟的孩子可能会因为自己在体形、外表上与周围小伙伴不同，过早背起沉重的思想包袱，产生自卑、恐惧和不安情绪，心理负担加重，学习兴趣和学习成绩下降，认知能力落后于同年级的学生，对日后的心理健康产生长久的不良影响。

 所有性早熟的孩子都会矮小吗

并不是所有的"性早熟"的孩子都会"矮小"。性早熟的孩子最终是否矮小，取决于性早熟时的身高和骨龄，如虽然 10 岁前来月经的女孩通常骨龄已达 12 岁，但身高也已达 152 厘米，即使是骨龄比实际年龄超过 2 年，但最终女孩身高也能达到 160 厘米，已经不算矮小了。这类孩子父母的个子都比较高，不过孩子的最终身高可能无法达到其遗传身高。性早熟的孩子成年后是否矮小，是否需要干预治疗，要多观察，勤咨询医生。

性早熟有真假之分吗

按发病机制和病情表现分为中枢性（促性腺激素释放激素依赖性）性早熟和外周性（非促性腺激素释放激素依赖性）性早熟，以往分别称真性性早熟和假性性早熟。

中枢性性早熟（CPP）具有与正常青春发育类同的下丘脑－垂体－性腺轴（HPGA）发动、成熟的程序性过程，直至生殖系统成熟；即由下丘脑提前分泌和释放促性腺激素释放激素，激活垂体分泌促性腺激素使性腺发育并分泌性激素，是下丘脑－垂体－性腺轴真正的发动，不仅有第二性征的提前出现，同时有性功能的提前发育成熟，均为性早熟。其发育程序与正常青春期发育相同，其成熟过程呈进行性直至最终发育为具有生育能力的个体。

外周性性早熟又称为假性性早熟，是缘于各种原因引起的体内性甾体激素升高至青春期水平，仅有某些第二性征的出现，不具有完整的性发育程序性过程，无性腺和性功能的发育成熟，即无性腺轴的发动。可以是同性性早熟，也可是异性性早熟。

 什么是部分性性早熟

部分性性早熟，又称不完全性中枢性性早熟，又称正常变异型青春发育。是指某种第二性征单独提前出现，是由于下丘脑－垂体－性腺轴的部分发动，一般为自限性，包括单纯性乳房早发育、单纯性阴毛早发育、单纯初潮早现等。

 什么是单纯乳房早发育

乳房发育并不能完全代表真正的青春期发育。单纯乳房早发育（PT）是指女孩 8 岁以前出现的孤立性乳房发育。来医院就诊的患儿中，事实上很大部分仅表现为乳房发育，而没有其他性早熟特征，例如生长加速、性腺增大、骨龄超前等。这部分患儿大多不是真正的"性早熟"，是由于一过性的卵巢功能活动或对雌激素的敏感性提高造成的。单纯乳房早发育又称单纯性乳房发育，但它也可能是真正性早熟的前期表现，以后可逐渐过渡为真正的性早熟。

（1）临床特点：①发病年龄小，以6个月至2岁女孩多见。②乳房多在B2期或B3期，呈对称性或仅单侧发育，不伴乳头和乳晕的发育，无乳晕色素增深。③无生长过速及骨龄超前现象，外阴仍保持幼稚型，无阴毛及腋毛生长。④可有家族史。

（2）发病机制：①与"小青春期"的生理特征有关。②下丘脑－垂体－性腺轴功能暂时部分性被激活，若做促性腺激素释放激素激发试验，表现为以卵泡刺激素（FSH）占优势反应，刺激卵巢暂时性分泌少量雌激素。③血清性激素结合球蛋白增高，导致具有生物活性的、非结合的、游离状态的睾酮减少。还有作者认为，可能与脱氢异雄酮（DHEA）分泌增多有关，其通过胞分泌方式在不成熟的乳房组织内转化为雌激素，从而改变了乳房组织中雌激素／雄激素的比例，促使乳房发育。④环境雌激素的影响，如肉类中含有雌激素类物质；植物雌激素，如异黄酮、香豆雌醇等。

（3）预后：目前认为本症不完全是一种对青春期没有影响的自限性疾病。虽然大部分患儿不再进一步发展或可自行缓解，但有部分单纯乳房早发育患儿可在无任何先兆征象的情况下转化为中枢性性早熟。有作者曾随访100例单纯乳房早发育患儿，其中14例发展为中枢性性早熟。因此，对诊断为单纯乳房早发育的患儿需每3个月定期随访，若伴有生长速度加快及骨龄增速；促性腺激素释放激素激发试验从以卵泡刺激素峰值升高为主，转变为促黄体素／卵泡刺激素 ≥ 0.7 时，警惕患儿转化为中枢性性早熟。

因此推断，乳房早发育和中枢性性早熟是随着下丘脑促性腺激素释放激素神经元持续激活，而呈现出的不同表现。主要是由于促黄体素及卵泡刺激素对促性腺激素释放激素神经元的反应不同所致，只有高频促性腺激素释放激素脉冲才能兴奋促进促黄体素的分泌。中枢性性早熟的临床过程可能就是由卵泡刺激素分泌占优势过渡到以促黄体素分泌占优势的过程。

 什么是单纯性阴毛早发育

本症是指女孩在8岁前，男孩在9岁前出现阴毛，多见于女孩。除阴毛发育Ⅱ期外，还可伴有轻微的痤疮、油性皮肤或有腋毛出现，无其他第二性征。

阴毛早现，发育提前是肾上腺皮质功能早发育的结果，与肾上腺合成雄激素增多，血脱氢异雄酮及尿17酮-酮类固醇升高有关。肾上腺皮质成熟独立于下丘脑－垂体－性腺轴的成熟，睾酮和促黄体素基础水平处于青春期前状态，并且不伴有对促性腺激素释放激素刺激的成熟反应，无促黄体素脉冲分泌出现。

阴毛早现亦常为先天性肾上腺皮质增生症（CAH）的唯一临床表现，但多伴有骨龄明显提前。需注意，阴毛早现的女孩，青春期后发生多囊卵巢综合征的潜在风险增加。

 什么是单纯性月经早现

机制不明，1～9岁女孩月经来潮，可持续1～6年自行停止，无其他性早熟表现，其青春期发育仍在正常的年龄开始出现。应排除其他引起阴道出血的原因，如误服避孕药，卵巢囊肿，女孩生殖道肿瘤、炎症、损伤及阴道异物等。

 性早熟有哪些原因

（1）中枢性性早熟病因：

☺ 中枢神经系统器质性病变，例如：下丘脑、垂体肿瘤或其他中枢神经系统病变。

☺ 由外周性性早熟转化而来。

☺ 未能发现器质性病变的，称为特发性中枢性性早熟。

☺ 不完全中枢性性早熟，是中枢性性早熟的特殊类型，指患儿有第二性征的早现，但其性征发育呈自限性；最常见的类型为单纯性乳房早发育。若发生于2岁内女孩，可能是由于下丘脑－垂体－性腺轴处于生理性活跃状态，又称为"小青春期"。

女孩以特发性中枢性性早熟为多，占中枢性性早熟的80%～90%；而男孩性早熟则相反，80% 以上是器质性的。

（2）女性外周性性早熟的病因：

💧 同性性早熟（女孩的第二性征）。见于遗传性卵巢功能异常如 McCune-Albright 综合征、卵巢良性占位病变如自律性卵巢囊肿、分泌雌激素的肾上腺皮质肿瘤或卵巢肿瘤、异位分泌人绒毛膜促性腺激素（HCG）的肿瘤、外源性雌激素摄入等。

💧 异性性早熟（男性的第二性征）。见于先天性肾上腺皮质增生症、分泌雄激素的肾上腺皮质肿瘤或卵巢肿瘤、外源性雄激素摄入等。

（3）男性外周性早熟的病因：

💧 同性性早熟（男性第二性征）。见于先天性肾上腺皮质增生症（较常见）、肾上腺皮质肿瘤或睾丸间质细胞瘤、异位分泌人绒毛膜促性腺激素的肿瘤、外源性雄激素摄入等。

💧 异性性早熟（女性第二性征）。见于产生雌激素的肾上腺皮质肿瘤或睾丸肿瘤、异位分泌人绒毛膜促性腺激素的肿瘤、外源性雌激素摄入等。

13 怎样及早发现孩子性早熟

两个信号发现孩子性早熟：

一是提前性发育，二是突然生长加速。

女孩在 8 岁前出现乳房发育、10 岁前来月经；男孩在 9 岁以前出现阴茎和睾丸的增大；或孩子在 8 ~ 10 岁，年生长速率达到 10 厘米，须警惕"性早熟"！

因此，除日常生活中多留心观察孩子是否有第二性征过早出现以外，10 岁以前的孩子身高增长突然加速往往是性早熟的一个信号。此时家长不应为"长得快"盲目乐观，应及时带孩子去医院咨询、就诊，以免错过最佳治疗时机。一旦男孩声音变调、女孩月经来潮，再想长高就晚了。

14 性早熟有何特征

真性性早熟的男孩、女孩第二性征皆在正常青春发育年龄前（女孩早于

8 岁、男孩早于 9 岁）出现，但与正常发育的程序相似。

女孩首先为乳房发育，有乳核形成，局部隆起成小丘，同时乳头、乳晕渐增大。乳房发育至中期，乳晕及乳头出现色素沉着。同时，自乳房发育的早期开始，生长速率即加快，其青春发育的生长高峰亦提前，皮下脂肪显著增多，身高体重往往超出同龄儿童。阴毛长出大多在乳房发育后约 1 年，而腋毛则更迟，常在初潮后出现。内、外生殖器发育增大，小阴唇有色素沉着，阴道出现白色分泌物。初潮年龄提前，并可能有排卵的月经。以上发育过程呈持续、进行性进展，直至达到最后性成熟，且具备生育能力，但进程快慢因人而异。快速进展型的真性性早熟患儿，无论男女，骨龄常明显超过实际年龄，因而有骨骺成熟过快而提早愈合，将影响成人最终身高。

男孩睾丸增大是男性真性性早熟最先出现的重要特征，随后出现阴茎增长，阴囊增大，阴囊皮肤皱褶增加，色素加深，阴毛生长，阴茎勃起增多，有遗精甚至有精子生长。腋毛、胡须、喉结、变声等男性第二性征出现顺序亦与正常青春发育儿童相似，仅年龄提早。在睾丸发育的中期，患儿生长速率加快，但由于骨成熟加剧亦将导致骨骺过早愈合。真性性早熟的患儿，无论男女，虽然体态及性征皆似正常青春发育的年长儿童，但其智力发育水平仍与其实际年龄相符。骨龄提前只说明性激素水平增高已有一段时间，并非是诊断中枢性性早熟的特异性指标。

 性早熟有哪些表现

（1）中枢性性早熟：

🍑 第二性征提前出现，女孩在 8 岁以前，男孩在 9 岁以前出现第二性征（按 Tanner 标准判定），并按照正常发育程序进展。女孩：乳房发育，身高增长速度突增，阴毛发育，一般在乳房开始发育 2 年后初潮呈现。男孩：睾丸和阴茎增大，身高增长速度突增，阴毛发育，一般在睾丸开始增大后 2 年出现变声和遗精。

🍑 有性腺发育依据，女孩按 B 超影像判断，男孩睾丸容积≥4 毫升。

🍑 发育过程中呈现身高增长突增，生长速率＞7 厘米／年。

◐ 促性腺激素升高至青春期水平。

◐ 骨龄超过实际年龄 1 岁以上。

不完全性中枢性性早熟中最常见的类型为单纯乳房早发育，表现为只有乳房早发育而不呈现其他第二性征，乳晕无着色，呈非进行性自限性病程，发育增大的乳房多在数月后自然消退。

（2）外周性性早熟：

◐ 第二性征提前出现（符合定义的年龄）。

◐ 性征发育不按正常发育程序进展。

◐ 性腺大小在青春前期水平，即性腺没有发育。

◐ 促性腺激素在青春前期水平。

特发性中枢性性早熟是孩子真性性早熟的常见原因，占女孩性早熟的80%～90%，男孩性早熟的40%～50%。女孩明显多于男孩，男孩则一般具有家族性倾向，可能为性连锁遗传。

 怎样确定性早熟

确定性早熟的辅助检查：

（1）基础性激素测定：基础促黄体生成激素有筛查意义，如＜0.1国际单位／升提示未有中枢性青春发动，3.0～5.0国际单位／升可肯定已有中枢性青春发动。凭基础值不能确诊时需进行激发试验。β-HCG 和甲胎蛋白（AFP）应当纳入基本筛查，是诊断分泌人绒毛膜促性腺激素生殖细胞瘤的重要线索。雌激素和睾酮水平升高有辅助诊断意义。

（2）促性腺激素释放激素激发试验：

◐ 促性腺激素释放激素 2.5～3.0 微克／千克 （最大剂量 100 微克）皮下或静脉注射，分别于注射前30分钟、60分钟、90分钟和120分钟测定血清促黄体素和／或卵泡刺激素水平。

◐ 如用免疫化学发光法测定，激发峰值促黄体素＞3.3～5.0国际单位／升是判断真性发育界点，同时促黄体素／卵泡刺激素比值＞0.6时可诊断为中枢性性早熟。目前认为以激发后30～60分钟单次的激发值，达到以上标准也可诊断。

如激发峰值以卵泡刺激素升高为主，促黄体素／卵泡刺激素比值低下，结合临床可能是单纯乳房早发育或中枢性性早熟的早期，后者需定期随访，必要时重复检查。

（3）子宫、卵巢 B 超：单侧卵巢容积≥1～3 毫升，一般以任一侧卵巢内直径≥4 毫米的卵泡数达到 4 个以上时，可认为卵巢已进入青春发育状态；子宫长度＞3.4 厘米可认为已进入青春发育状态，可见子宫内膜影提示雌激素呈有意义的升高。但单凭 B 超检查结果不能作为中枢性性早熟诊断依据。

（4）骨龄：是预测成年身高的重要依据，但对鉴别中枢性和外周性性早熟无特异性。

确定性早熟病因的辅助检查：

（1）中枢性性早熟病因诊断：确诊为中枢性性早熟后需做脑 CT 或 MRI 检查（重点检查鞍区），尤其是以下情况：

🍑 确诊为中枢性性早熟的所有男孩。

🍑 6 岁以下发病的女孩。

🍑 性成熟过程迅速或有其他中枢病变表现者。

（2）外周性性早熟病因诊断：按照具体临床特征和内分泌激素初筛后进行进一步的内分泌检查，并按需做性腺、肾上腺或其他相关器官的影像学检查。如果有明确的外源性性甾体激素摄入史者可酌情免除复杂的检查。

 诊断性早熟需要注意哪些问题

性早熟真真假假，诊断时应特别注意以下问题：

（1）注意家族史：诊断儿童性早熟的第一步是获取患儿完全的家族史（患儿及其兄弟姐妹青春期开始年龄）和个人病史，包括青春期开始年龄和发育的进展，以及其他可能提示中枢神经系统功能紊乱的表现，例如：头痛、头围的增加、视力下降或痉挛发作。因为进行性性早熟几乎总是与高生长速度相关联，所以应当评价生长状况；较高的生长速度可能在青春期之前出现。

（2）注意评价发育等级的方法：以 Tanner 等级作为青春期是否开始的评价方法。对肥胖女孩需要谨慎评价以防止高估乳房发育等级。阴毛的发育由雄性激素影响引起。对于中枢性性早熟，雄性激素由睾丸或卵巢生成。

对于女孩，无乳房发育时的阴毛发育提示肾上腺紊乱、阴毛初现过早或雄性激素暴露。女孩性早熟与过度焦虑有关，因此应当进行心理学评价。

对于男孩，中枢性性早熟睾丸体积增长与正常发育儿童一样，而在肾上腺紊乱、阴毛初现过早以及其他外周性性早熟者睾丸体积保持在青春期前状态。身体检查应当包括性早熟特定病因征兆的评价，例如：着色的皮肤病变提示神经纤维瘤或 McCune - Albright 综合征。

对所有过早进入青春期的男孩以及乳房过早发育至等级 3 或等级 2 外加生长速度增快，或有中枢神经系统功能紊乱，或外周性性早熟症状，或提示性征兆的女孩，通常要判断其是否为性早熟。

（3）注意性早熟与骨龄的关系：通常使用参考标准，例如 G-P 图谱，来评价性激素类固醇对骨骺成熟的影响；性早熟患儿骨龄普遍大于实际年龄。对于性早熟儿童，使用骨龄进行成年身高预测时，精确度较低并普遍高估成年身高。

（4）注意激素测量的时间和结果：应在早晨测量性类固醇水平，并使用适合于儿科数值的检测数据。大部分性早熟男孩早晨血浆睾酮值在青春期正常范围之内。女孩血清雌二醇（E_2）水平可变，对于诊断性早熟的敏感性较低，但很高的血清雌二醇水平一般说明有卵巢囊肿或肿瘤迹象。促性腺激素测定（根据超灵敏性检测方法）对于诊断至关重要。

（5）使用骨盆或睾丸超声波检查：对于女孩，骨盆超声波检查可发现卵巢囊肿或肿瘤。由于雌性激素暴露而导致的子宫变化可用来作为进行性发育的指标。睾丸超声波检查可检测出触摸不到的 Leydig 细胞瘤，应当在睾丸体积不对称或外周性性早熟情况下进行睾丸超声波检查。

（6）脑磁共振成像：在所有进行性中枢性性早熟的情况下，都应当做脑部MRI，以确定是否存在下丘脑病变。性早熟男孩的这种病变发生率高于女孩，6 岁以后开始发育的女孩发生率很低。

18 性早熟的进展速度都是一样的吗

根据特发性中枢性性早熟患儿从乳房发育到月经初潮进展的速度不同可分为三种情况,即快速进展型、缓慢进展型及生长迟缓型。

快速进展型患儿多在乳房发育后1.5年左右,甚至更短的时间内即月经初潮,随病程进展,骨骼成熟加速、提前融合,明显影响其最终身高。

缓慢进展型患儿的发育速度较慢,骨骼生长加速、成熟提前的趋势较缓和,对其最终身高的不良影响相对较轻。

生长迟缓型患儿的性发育提前,但其骨骼的线性增长相对滞后,可能在骨骼生长环节中存在障碍。此种患儿最终身高明显矮小,甚至不足150厘米。

19 治疗性早熟的目的

◎ 去除性早熟的病因。

◎ 早期抑制第二性征的发育,防止初潮早现。

◎ 抑制骨成熟及身高的过快增长,防止骨骺早期愈合,改善最终身高。

◎ 恢复其实际生活年龄应有的心理行为,最大限度地缩小与同龄儿童的差距。

20 怎样治疗性早熟

对于非进行性性早熟,建议在6～7岁间跟踪观察,每3～6个月评价一次性早熟进展情况。

对于进行性中枢性性早熟,建议以储库型促性腺激素释放激素激动剂治疗。目前认为女孩骨龄在11岁半以内,男孩骨龄在12岁半以内可以治疗,因为骨龄太大时,治疗对于改善身高的效果差。通常需要用针剂,即促性腺激素释放激素类似物(GnRHa),例如:曲普瑞林、亮丙瑞林,一般需要治疗2年。促性腺激素释放激素类似物对控制乳房和月经效果比较好。医学上,性早熟可以通过药物干预来阻止,通常是让提前青春期发育的孩子向后推迟1～2年,甚至更长时间(即在正常年龄才开始青春期发育)。

对于性早熟的孩子，越早治疗越好，最好是在青春期刚启动（女孩来月经前，男孩"变声"前）进行干预，骨龄超过 12 岁可能就错过了治疗的最佳时机。

 什么样的性早熟需要治疗

对于中枢性性早熟，促性腺激素释放激素类似物是当前主要的治疗药物，常用的制剂有曲普瑞林和亮丙瑞林的缓释剂。

（1）以改善成年身高为目的的应用指征：

☽ 骨龄大于实际年龄 2 岁或以上，但需女孩骨龄≤ 11.5 岁，男孩骨龄≤ 12.5 岁者。

☽ 预测成年身高矮小者，女孩＜ 150 厘米，男孩＜ 160 厘米。

☽ 或以骨龄判断预测身高小于遗传身高。

☽ 发育进程迅速，年骨龄增加超过 1 岁。

（2）不需治疗的指征：

☽ 性成熟进程缓慢（骨龄进展不超越实际年龄进展）而对成年身高影响不显著者。

☽ 骨龄虽提前，但身高生长速度亦快，预测成年身高不受损者。因为青春期发育是一个动态的过程，故对每个个体的上述指标需动态观察。对于暂不需治疗者均需进行定期复查和评估，调整治疗方案。

对于外周性性早熟，按不同病因分别处理，例如：各类肿瘤的手术治疗，先天性肾上腺皮质增生症予以皮质醇替代治疗等。

所以在至少 50% 的性早熟病例中，表现为发育倒退或停止进展，就不必治疗。

22 治疗性早熟的药物有哪些

治疗性早熟的药物有以下五种：

（1）促性腺激素释放激素类似物：是治疗特发性中枢性性早熟的首选药物。

1) 机制。天然的促性腺激素释放激素是一个十肽激素，促性腺激素释放激素类似物是将其第六位氨基酸，即 L 甘氨酸残基换成 D 氨基酸残基，并且大多还将第十位的甘氨酰胺去掉，代之以乙基酰胺，成为九肽化合物。

由于改变了天然促性腺激素释放激素的肽键序列，使其与受体的亲和力增加，并增强了对酶降解的抵抗力，半衰期延长，使垂体促性腺激素释放激素受体发生下降调节，进而使垂体分泌促性腺激素的细胞对内源性促性腺激素释放激素失敏，使促黄体素和卵泡刺激素水平在最初的升高之后转为持久地降低，从而抑制了性腺分泌性激素的功能而达到治疗的目的。其实这些药物的作用就是"以假乱真"。

2) 剂量。首剂 80 ～ 100 微克 / 千克体重，最大量 3.75 毫克；其后每 4 周注射 1 次，皮下注射或肌内注射。首次剂量常常稍高，并尽可能加强 1 次。体重 ≥ 30 千克者，曲普瑞林每 4 周肌内注射 3 ～ 3.75 毫克。已有初潮者首剂后 2 周宜强化 1 次。但需强调的是，维持剂量应当个体化，不同时期用量可能都不一样。根据性腺轴功能抑制情况而定（包括性征、性激素水平和骨龄进展），男孩剂量可偏大。对按照以上处理性腺轴功能抑制仍差者可酌情缩短注射间歇时间或增量。不同的促性腺激素释放激素缓释剂都有效，产品选择决定于医生用药习惯、患者接受程度（如更接受肌内注射或皮下注射）或当地产品供应情况。

3) 治疗监测和停药决定。治疗后第 1 个月、第 3 个月都要复查身高增长情况、性发育控制情况、性激素水平等，每半年复查骨龄，以便适时调整剂量。剂量过大，生长过于缓慢，对提高成年身高帮助不大；剂量过小，青春期难以控制，达不到治疗目的。首剂 3 ～ 6 个月末复查促性腺激素释放激素激发试验，促黄体素峰值在青春前期水平提示剂量合适。其后对女孩需定期复查基础血清雌二醇和子宫、卵巢 B 超；男孩需复查基础血清睾酮浓度以判断性腺轴功能抑制状况。每半年复查骨龄 1 次，结合身高增长，预测成年身高改善情况。对疗效不佳者需仔细评估原因，调整治疗方案。首次注射后可能发生阴道出血，或已有初潮者又见出血，但如果继续注射仍有出血时应当认真评估。为达到改善成年身高的目的，疗程至少 2 年，具体疗程需个体化。

一般建议在实际年龄 11 岁，或骨龄 12 岁时停药，有望达到最大成年身高，开始治疗较早者（＜6 岁）成年身高改善较为显著。但骨龄并非绝对的单个最佳依据参数，仍有个体差异。

单纯乳房早发育多呈自限病程，一般不需药物治疗，但需强调定期随访，小部分患儿可能转化为中枢性性早熟，尤其在 4 岁以后患病者。

4）疗效。①治疗 2 个月后第二性征开始明显改善，月经停止。乳房 Tanner 3 期以下者基本回缩，2 期以上乳腺明显变软，边缘不清，但不能全部退缩。②治疗 2 个月促黄体素、促卵泡刺激素开始下降，至 3～6 个月时促黄体素、促卵泡刺激素、雌二醇降至青春期前水平。③3～6 个月腹部 B 超示成熟卵泡变小，恢复至青春期前水平。④治疗 12 个月生长速度降低，骨龄无明显增加，骨龄实际年龄比值下降。当骨龄＞12～13 岁时可发生脱逸现象，疗效较差。⑤停药后 3 个月促黄体素、促卵泡刺激素、雌二醇开始上升；1 年内乳房恢复发育达 71%；3 年内乳房全部恢复发育。停药 1 年内月经初潮达 44%；3 年内达 93.5%。

5）副作用。由于体内雌激素水平明显下降，可使增厚的子宫内膜发生突破性出血。阴道出血的量及持续时间取决于子宫内膜增厚的程度，一般出血量不多，短期内可停止。治疗过程中可出现少许阴道分泌物；第一次注射后感觉注射部位有胀满感，2～3 天后消失。很少发生过敏反应及腹痛、注射部位皮肤红肿、硬结等现象。近年国外有长期应用后患儿发生多囊卵巢综合征的报道。对成年后远期生殖功能等的影响尚缺乏大量循证医学报道。

（2）达那唑（Danazol）：

1）机制。达那唑系睾酮衍生物，由 17-α 乙炔睾酮衍化而来，为一种弱雄激素，间有蛋白同化作用和抗孕激素作用。能抑制垂体促性腺激素的合成和释放，并直接抑制性甾体激素合成，可用于女孩性早熟的治疗。能使身高增长速度加快，呈现身高龄对骨龄的快速追赶。

2）剂量。10 毫克/（千克·日），睡前顿服，最大量 400 毫克/日。服药 10～14 天减量至 6～8 毫克/（千克·日）。同时服用安体舒通 1 毫克/（千克·日），以减轻达那唑的雄激素副作用。

3）副作用。可有体重增加、水肿、多毛、头痛等副作用。肝肾功能不全、癫痫患者慎用。考虑其雄激素潜在的远期影响，疗程以 6 ～ 12 个月为宜。

（3）安宫黄体酮（MPA，甲羟孕酮，Provera）：10 ～ 30 毫克／日。

但本药既不能充分抑制促性腺激素的分泌，也不能阻止骨骼的快速成熟，因而也不能改善最终身高。长期应用对肝功能有损害，目前已逐渐弃用。短疗程（1 ～ 2 个月）可用于家长过于担忧的性早熟患儿，乳房退缩后即停用。

（4）环丙孕酮（Cyproterone Acetate）：

1）机制。是一种 17- 羟孕酮类衍生物，能抑制垂体促性腺激素的分泌，与靶细胞雄激素受体结合，因而具有很强的抗雄激素作用，使睾酮水平降低，可抑制特发性性早熟。如果在骨龄 11 岁以前开始治疗，有抑制骨骼成熟加速的作用。

2）剂量。70 ～ 100 毫克／（千克·日），分 2 次口服。

3）副作用。长期应用有发生继发性肾上腺皮质功能衰竭的可能，与抑制促肾上腺皮质激素的分泌，血浆皮质醇水平降低有关，在应激情况下需注意补充皮质激素。目前已不推荐用于特发性中枢性性早熟的治疗。

（5）其他：近年来研究提示，应用芳香化酶抑制剂，如来曲唑等可有效抑制男孩性早熟（女孩不适用，可致男性化），但目前还处于科研阶段，缺乏儿童、青少年长期安全性观察数据。尚不适合临床使用。

23 治疗性早熟为什么还要用生长激素

性早熟的问题实际上是矮小问题。目前，性早熟患儿治疗的首选药物是促性腺激素释放激素类似物，用以控制骨龄的进展，抑制性腺发育。但该类药物治疗半年至一年左右，孩子的生长速率会大幅下降（＜ 4 厘米／年）。如果不及时补充生长激素，有 60% 以上的孩子不能达到遗传身高。性早熟治疗的核心目的是改善孩子的最终成年身高，因此需要及时补充生长激素改善生长速度，从而获得更理想的最终成年身高，所以性早熟患儿，多数需要促性腺激素释放激素类似物和生长激素联合用药治疗。

联合应用重组人生长激素治疗的适应证：①基础身高较低的特发性中枢

性性早熟患儿（＜10～25百分位）。②生长速率＜4厘米／年。③骨龄，女＜13岁，男＜14岁。④预测成年身高，女＜150～155厘米，男＜160～165厘米。⑤对最终成年身高期望值较高，有经济条件者。

24 联合用药时，什么时候停用促性腺激素释放激素类似物

女孩骨龄≥12.5岁，男孩骨龄≥13.5岁，停用促性腺激素释放激素类似物；只用重组人生长激素。

25 初诊中枢性性早熟患儿，在什么情况下不宜应用促性腺激素释放激素类似物

女孩骨龄≥12.5岁，男孩骨龄≥13.5岁；女孩初潮后或男孩遗精后1年。以上情况单用重组人生长激素。

26 哪些食物容易引起性早熟

（1）过量的动物类食品：由于对食物短缺年代记忆犹新，家长常希望子女现在能吃得更好，特别是祖辈们，生怕孩子吃得不够好。摄入过量的动物类食品，不仅易造成儿童肥胖，常常也摄入了过多的动物饲料中的添加剂。现在市场上出售的家禽，绝大部分是用拌有快速生长剂的饲料喂养的。这可能是目前性早熟儿童逐年增多的最常见原因。同时，随着环境污染的加重，污染物也可能进入动物体内，且动物体内的污染物更容易在骨髓中沉积，食用过多的骨头汤，不仅补不了钙，还可能引起铅中毒和性早熟。人体脂肪细胞也能分泌少量雌激素。肥胖儿童，性早熟明显高于正常儿童。

（2）反季节蔬菜和水果：冬季的草莓、葡萄、西瓜、番茄等，春末提前上市的梨、苹果、橙和桃，几乎都是在"促熟剂"的帮助下才反季或提早成熟，一定要避免给幼儿食用。过于鲜艳的水果，常常是催熟剂诱发而成，也应该注意避免。新鲜荔枝等食物，由于自身含有一定的类似人类雌激素物质，过量食用也有可能造成性早熟。

（3）可入药的大补类食品：冬虫夏草、人参、桂圆干、荔枝干、黄芪、沙参等。中医指出，越是大补类的药膳，越易改变孩子正常的内分泌环境，

造成其身心发展不平衡。其他例如蚕蛹、鸡胚、胎盘、蜂王浆、牛初乳、花粉制剂等营养滋补品，常常含有较高的性激素，也是诱发性早熟的常见原因。

（4）油炸类食品：特别是炸鸡、炸薯条和炸薯片，过高的热量会在儿童体内转变为多余的脂肪，引发内分泌紊乱，导致性早熟；而且，食用油经过反复加热使用后，高温使其氧化变性，也是引发性早熟的原因之一。每周光顾洋快餐 2 次以上，并经常食用油炸类膨化食品的儿童，性早熟的可能性是普通儿童的 2.5 倍。

（5）某些儿童口服液：针对儿童市场的很多标榜"长高长壮或增加食欲"的补剂和口服液，一般含有激素成分。这些激素使孩子在五六岁时长得比同龄儿童高大壮实，其骨龄可能已达 8 岁或 10 岁。而等孩子进入正常发育阶段时，反而不见长了。还有一些保健品（国家规定，保健品是不允许宣传有任何治疗作用的），像什么蛋白粉之类，除非患有一些特殊疾病，正常儿童根本没有必要去用，现在的儿童，蛋白质摄入常常过量。还有那些补充微量元素的药品或保健品，也不能排除诱发性早熟的可能。微量元素绝不是多多益善！

（6）其他：除了食物、补品、保健品之外，还有一些可能诱发性早熟的原因，例如：光照过度是诱发儿童性早熟的重要原因之一，特别是夜间长时间光照会影响大脑中的内分泌器官松果体的正常工作，可能导致促性腺激素的提前分泌，从而导致性早熟。大量使用化妆品、不良信息的泛滥（包括文字信息、媒体信息、语言信息等）、环境污染、含氯类农药的过量使用等，也是造成性早熟增加的重要原因。个别还有因误服避孕药造成的。

总之，从上面原因看，似乎很难找到安全的食品了。近年来国内食品安全状况确实有下降趋势，但也不能过度恐慌和因噎废食。正常的营养、平衡的饮食还是很重要的，世上本来就没有绝对安全的事！任何事物都有其两面性。

影响长高的疾病——小于胎龄儿

 什么是小于胎龄儿

小于胎龄儿是指出生体重为适于胎龄儿平均体重的第 10 百分位以下，或低于胎龄儿平均体重 2 个标准差的新生儿。国外小于胎龄儿的发生率为 5%，我国为 5% ～ 15%。

更加通俗地说，小于胎龄儿就是达到一定的胎龄，但是达不到相应的体重。足月小于胎龄儿又名宫内发育迟缓，患儿虽是足月分娩，但体重不到 2 500 克，有的不足 2 000 克，他们出生后往往生长缓慢，身材矮小。这与小于胎龄儿生长激素分泌低下密切相关。

 小于胎龄儿的发生有哪些原因

（1）母亲因素：如母亲在怀孕期间感染疾病；患慢性疾病（高血压、贫血）；不健康的生活方式（吸烟、酗酒和吸毒等）；妊娠期营养不良。其他：受母亲年龄、身高、体重和种族等因素影响。

（2）胎盘因素：胎盘功能不全、梗死、早剥、血管畸形。

（3）胎儿因素：染色体或其他遗传缺陷疾病（Fanconi 综合征、Bloom 综合征、Down 综合征和特纳综合征等）；先天性畸形、宫内病毒或细菌感染、多胎等。

 小于胎龄儿有何特征

在新生儿期首先表现为营养不良，消瘦，皮下脂肪明显变薄，皮肤干燥。出生后由于人体对糖的吸收和利用加快而肝内糖原储备不足，故在 3 天内仍有 1/3 的小于胎龄儿会发生低血糖。部分小于胎龄儿具有宫内缺氧的情况，表现为羊水污染、呼吸困难、酸中毒、肌张力低下等。部分小于胎龄儿具有宫内感染的情况，表现为肝脾大、黄疸延长、视网膜脉络膜炎。有的合并应激和肾上腺皮质功能低下等表现。

总之，小于胎龄儿表现为身材均匀性矮小，面容较特殊，三角脸，小下颌，前额异常宽大，手脚及骨盆均小，手脚与身长之比相对较大，体态消瘦、纤弱，腹部有脂肪堆积。有身体笨拙、智能落后及骨龄落后等表现。

 小于胎龄儿为何长不高

小于胎龄儿在出生后出现自发追赶生长，多数在 2 岁时赶上正常同龄儿，但仍有 10%～15% 小于胎龄儿不出现充分的追赶性生长而患身材矮小症。如果在 3 岁以后仍有持续性身材矮小则难以达到成年人正常身高。约 10% 的小于胎龄儿在儿童期和成年后的身高仍低于正常平均值 2 个标准差。

 小于胎龄儿都长不高吗

胎儿期至出生后早期（1 岁以内）小儿的生长，主要受营养物质 - 胰岛素 - 胰岛素样生长因子代谢轴调控。大部分小于胎龄儿（约 85%）有出生后自发性追赶生长现象。追赶生长于出生后立刻开始，6 个月内达到最大，通常在 2 岁时身高达到正常。

因此经过合理喂养，大部分小于胎龄儿身高都能追赶上同龄儿。

 小于胎龄儿对儿童和成人期有哪些危害

小于胎龄儿致儿童和成人期身材矮小。低出生身长儿矮身材概率是适于胎龄儿的 7 倍；低出生体重儿矮身材概率是适于胎龄儿的 5 倍。

小于胎龄儿成年后容易发生代谢综合征（MS），比适于胎龄儿代谢综合征的发生率高 7～10 倍，最终导致成人 2 型糖尿病、高血压（以收缩压升高为主）、高脂血症和肥胖症。

小于胎龄儿容易出现智力落后及心理异常。表现为动作笨拙、智力落后、骨龄落后、认知障碍（如学习及工作成绩差）、社会心理功能障碍（如缺乏自信、自我知觉差、社交忧虑）等问题。

 小于胎龄儿怎样干预和治疗

早在 1970 年就开始应用生长激素治疗。美国食品药品管理局（FDA）于 2001 年 7 月正式批准用生长激素治疗生长落后的小于胎龄儿。

用生长激素治疗的适应证：2 岁时未能追赶上同龄儿，身高低于同年龄、同性别儿童正常均值 2 个标准差，没有其他明显限制生长的因素存在，就可以考虑用生长激素治疗，治疗越早，效果越好。

生长激素治疗的目的是促使小于胎龄儿实现追赶生长，在儿童期维持正常生长，并达到正常成人身高。

 应用生长激素治疗小于胎龄儿的目标是什么

❀ 促进青春期前线性生长，使身高在儿童早期正常化。

❀ 儿童晚期（青春期）保持正常身高。

❀ 达到正常成人身高。

影响长高的疾病——特发性矮小症

 什么是特发性矮小症

特发性矮小症是指在现有的医疗条件下找不出原因的身材矮小。也就是说虽然身材矮小，但是并无全身性的、内分泌的、营养的或染色体异常等疾病表现。特别要说明的是，特发性矮小症出生体重是正常的，化验体内生长激素水平在正常范围。

特发性矮小症是导致儿童期间身材矮小最常见的原因，占矮小症的60%～80%。特发性矮小症包括家族性矮身材、体质性发育和青春期发育延迟等。

 特发性矮小症有哪些表现

☺ 身材明显矮小（1～3岁后出现），指个体身高低于同年龄、同性别的第3百分位。

☺ 出生时身长、体重正常，身材匀称。

☺ 营养、运动、睡眠正常。

☺ 无慢性器质性疾病，无明显的、严重的心理或情感障碍。

☺ 骨龄正常，生长激素激发检测水平正常，染色体检查正常。

☺ 年生长速率小于4～5厘米。

☺ 找不到其他原因。

 特发性矮小症分哪几类

（1）家族性身材矮小：是指父母身高均矮，或其中一个矮小，小儿身高常在第3百分位数左右；生长激素激发试验在正常范围（生长激素最高值

＞ 10 纳克／毫升）；骨龄和年龄相称，智能和性发育正常。

（2）青春期发育延迟：女孩于 14 周岁以后，男孩于 15 周岁以后尚无第二性征出现，或女孩 18 岁以后仍无月经初潮，表现为青春期的特征比同龄儿童明显延迟出现，即可诊断为青春期发育延迟。青春期发育延迟大致分为三种。

☽ 体质性青春期发育延迟。是指儿童期身材矮小，青春期猛长和性成熟出现晚，成年时身高正常。这些儿童的父母身长正常，但他们青春期来临晚，如父亲在 16 ～ 17 岁后猛长，母亲初潮在 14 岁以后。由于遗传的关系，其子女也是如此。这些儿童在出生时身长正常，出生后 6 个月到 2 岁生长速度较同龄儿童慢，3 岁以后生长速度正常，生长曲线和正常儿童平行，骨骺闭合晚 2 ～ 3 年，因而具有正常的生长潜力。患者外生殖器幼稚，处于青春期发育前的阶段。阴毛、腋毛无明显生长。患者的睾丸体积小于 4 毫升，发声仍为童声，无明显喉结突出和胡须生长。在青春期前他们和同龄儿比较显得矮小，而男孩年龄在 16 岁以后，女孩在 14 岁以后，开始生长加速，最后成年身高正常。体质性生长发育延迟约占矮小儿童的 30% 以上。特别是农村的矮小儿童有 90% ～ 95% 属于此类，且多见于男孩。体质性矮小即所谓的"晚长"，如果疑似此症，应排除引起矮小的其他疾病，定期检查骨龄，并做成年身高预测，不需要治疗。但部分患儿因性腺功能低下，导致生殖器及性征的发育不良，成年后往往不能生育，且身材矮小。

☽ 功能性青春期发育延迟。常因慢性系统性疾病或营养不良所致。去除全身性疾病影响后，可恢复正常的青春期发育。因此，该类也属暂时性青春期发育延迟。

☽ 青春期病理性延迟。通常是由于内分泌异常、染色体畸变等原因引起的青春期（性）发育延迟。主要包括下丘脑－垂体功能异常所致的低促性腺激素、性腺功能减退症和性腺病变所致的高促性腺激素性性腺功能减退症。该类疾病患者如不治疗终生都不会有第二性征的发育，相应的性功能和生育能力也将受到影响。由于睾丸功能几乎相伴男性终生，因此永久性的男性性腺功能减退症患者需要进行长期的、生理剂量的性激素替代治疗。

特发性矮小症并不缺乏生长激素，为什么不长个呢

◐ 生长激素分泌紊乱。

◐ 生长激素活性不够。

◐ 可能存在生长激素抵抗现象。

◐ 生长激素受体浓度不够或功能异常，使组织对生长激素敏感性下降。

 哪些特发性矮小症需要治疗

（1）生长发育指标：身高低于同年龄、同性别的第 3 百分位以下，应当用生长激素治疗。

（2）社会心理指标：医生对那些不介意自己身高的儿童和家长一般不主张治疗，而对那些明显受矮小困扰的儿童则应给予药物或心理治疗。由于社会心理行为很难进行定量，因而生长激素治疗对此类患儿在心理方面的好处尚未得到证实。

对于特发性矮小症，如果不进行干预性治疗，大多数患儿的最终身高将在第 3 百分位以下。国际和国内小儿内分泌专家建议，矮小孩子开始治疗的最佳年龄为 5 岁至青春期早期，越早治疗疗效就越好。

 特发性矮小症怎样治疗

治疗特发性矮小症，首先考虑应用生长激素。目前大部分临床研究都表明，虽然特发性矮小症患儿体内并无生长激素缺乏，但用重组人生长激素治疗能有助于提高患儿的生长速率及最终成年身高，并易呈现明显的剂量依赖性，即大剂量疗效优于小剂量。推荐剂量：0.15～0.2 单位 /（千克·日）。

关于生长激素治疗持续时间的观点有两种。一种观点认为，在达到接近成年身高时停止治疗（生长速率＜ 2 厘米 / 年或骨龄男＞ 16 岁、女＞ 14 岁）；另外一种观点认为，在身高达到正常成年身高范围内（在 2 个标准差以上）或达到参考成年人群的其他界值点（例如，澳大利亚，第 10 百分位数；其他，第 50 百分位数）时停止治疗。停止治疗受患儿 / 家庭对治疗结果的满意程度，或当前的成本效益分析，或其他原因儿童要求停止等因素的影响。

疗效预测：青春前期 2 厘米 /3 个月，3.5 ～ 4 厘米 /6 个月；青春晚期 1 ～ 2 厘米 /3 个月。青春期前特发性矮小症患儿经长程治疗（疗程达 7 年之久）后的生长速率仍大于治疗前水平。由此证实，特发性矮小症患儿采用重组人生长激素治疗能使生长速率持续增长，即短程治疗可增加生长速率，长程治疗可有助于增加最终成年身高。

 怎样治疗青春期发育延迟

（1）体质性青春期发育延迟：一般不需要治疗。对 16 岁以上的男性、15 岁以上的女性患者也可给予治疗。

☺ 男性大多选用庚酸睾酮肌内注射，每月 1 次，持续 6 个月，停药观察 3 ～ 6 个月，部分患儿可开始青春发动。

☺ 女性先口服炔雌醇，3 个月后加服安宫黄体酮，行人工周期诱导月经。也可口服结合雌激素（倍美力），持续 6 个月，停药观察 3 ～ 6 个月，如不出现自发的性发育，可重复治疗 2 ～ 3 个疗程，多数患儿可出现青春发动。

（2）全身性慢性疾病及严重营养不良所致的青春期延迟：积极有效地治疗原发疾病，如果病情能够减轻甚至痊愈，青春期发育可开始发动。但是不少此类患儿其原发的严重全身慢性疾病不能完全治愈，因此即使给予上述治疗，效果也不会很好，成年后其体格发育、生殖器官及性征的发育水平仍较差。

影响长高的疾病——甲状腺功能减退症

 什么是甲状腺功能减退症

甲状腺功能减退症就是体内"甲状腺激素缺乏"。甲状腺激素是由甲状腺产生的，因此与甲状腺有关的组织和器官发生病变都会导致甲状腺功能减退症。按照病变的解剖位置可以分为：①原发性的甲状腺功能减退症，是指由甲状腺本身疾病所致。②继发性的甲状腺功能减退症，其病灶位于垂体。③下丘脑性的甲状腺功能减退症，其病灶位于下丘脑。患儿绝大多数属原发性甲状腺功能减退症。

 甲状腺功能减退症有哪些原因

（1）甲状腺不发育或发育不全：是最常见的病因，约90％先天性甲状腺功能减退症是由于甲状腺发育障碍所致，女孩发病2倍于男孩，1/3患儿甲状腺完全缺失。患儿甲状腺可在宫内阶段即发育不全；或在下移过程中停留在舌下至甲状腺正常位置之间的任一部位而形成异位甲状腺，正常人体甲状腺位于颈甲状软骨前下部位。这种发育不全的甲状腺大部分或完全丧失了其分泌功能，多数患儿在出生时即存在甲状腺激素缺乏，仅少数可能迟至出生后数年开始出现不足症状。这种甲状腺发育不全的发生原因迄今尚未阐明，可能与遗传素质和免疫介导机制有关。

（2）甲状腺激素合成途径缺陷：是导致先天性甲状腺功能减退症的第2位常见原因。这种缺陷可发生在甲状腺激素合成的任何一个过程中，大多为常染色体隐性遗传病。

（3）促甲状腺激素缺乏：因垂体分泌促甲状腺激素障碍而造成的甲状腺功能减退症，常见于特发性垂体功能低下或下丘脑、垂体发育缺陷，其中因促甲状腺激素释放不足所引起的较为多见。

（4）碘缺乏地方性甲状腺功能减退症：是由于孕妇饮食中缺乏碘，致使胎儿在胚胎期即因碘缺乏而导致甲状腺功能减退。这种情况在我国虽已很少，但在个别地区目前仍可见到。

（5）新生儿暂时性甲状腺功能减退症：这是由于母体内存在甲状腺抗体，后者可以通过胎盘，影响胎儿，造成甲状腺功能减退。这种进入患儿体内的抗体通常在 3 个月内消失。

 甲状腺功能减退症有哪些类型

根据发病机制和起病年龄又可分为先天性和获得性两类。小儿以先天性甲状腺功能减退症较为常见。

（1）先天性的甲状腺功能减退症：即刚生下来就患有甲状腺功能减退症，如果不及时治疗，会既矮又傻，俗称"呆小症"。根据发病特点分为两类：

☺ 散发性先天性甲状腺功能减退症。是由于先天性甲状腺发育不良或甲状腺激素合成途径中酶缺陷所造成。大多为散发，少数有家族史。

☺ 地方性先天性甲状腺功能减退症。多见于甲状腺肿流行的山区，是由于该地区水、土和食物中碘缺乏所致。随着我国广泛使用碘化食盐作为防治措施，其发病率已明显下降。

（2）后天性（获得性）甲状腺功能减退症：即出生后甲状腺才发病，在儿童期才表现出甲状腺功能减退症，智力正常，主要是个子矮，容易被漏诊。

 先天性甲状腺功能减退症患儿有哪些症状

临床观察发现，无甲状腺的患儿在婴儿早期就可出现症状；而甲状腺发育不良的，发病要迟些，一般在出生后 3 ～ 6 个月时症状开始明显，也有少数患儿可在出生后数年出现症状。可见，先天性甲状腺功能减退症患儿症状的出现时间和轻重程度与残存的甲状腺分泌功能有关。

在新生儿期，先天性甲状腺功能减退症患儿常见的症状有：过期产，出生体重超过正常，生理黄疸期常在 2 周以上，腹胀、便秘，常处于睡眠状态，对外界反应迟钝，喂养困难，哭声低，声音嘶哑，体温低，末梢循环差，皮肤斑纹或硬肿等。

而新生儿期以后的患儿，则可出现先天性甲状腺功能减退症典型的临床症状：

（1）特殊面容和体态：例如皮肤苍黄、干燥，毛发稀少；头大，颈短；特殊的面部特征，例如：面部黏液水肿，眼睑浮肿，眼距宽，鼻梁宽平，舌大而宽厚、常伸出口外。腹部膨隆，常有脐疝；身材矮小，而且躯干较长，四肢相对较短。

（2）神经系统症状：例如动作发育迟缓，智能发育低下，表情呆板、淡漠，神经反射迟钝。

（3）各种生理功能低下的症状：例如精神、食欲差，不善活动，体温低怕冷，安静少哭，声音低哑。对周围事物反应少，嗜睡；脉搏、呼吸缓慢，心音低钝；全身肌张力较低，肠蠕动减慢，腹胀、便秘等。

 甲状腺功能减退症患儿需要做哪些检查

由于先天性甲状腺功能减退症在婴儿早期即严重损害患儿的神经系统功能，而且治疗容易且疗效颇佳，因此早期确诊至为重要。

（1）新生儿筛查：由于本病在遗传代谢性疾病中的发病率最高，因此，自20世纪70年代初起，国外已将其列入筛查计划；我国也于1995年颁布了《中华人民共和国母婴保健法》，规定本病为筛查内容之一。目前国内外大都采用出生后2～3天的新生儿干血滴纸片，检测促甲状腺激素（TSH）浓度作为初筛，如果促甲状腺激素大于20毫单位／升，再采集血清标本检测甲状腺激素和促甲状腺激素以明确诊断。该法采集标本简便，假阳性和假阴性率较低，费用低廉，是早期确诊患儿、避免神经精神发育严重缺陷、减轻家庭和国家负担的极佳防治措施。

（2）甲状腺功能检测：当任何新生儿筛查结果可疑时，或临床有可疑症状的小儿，应该采血标本检测甲状腺功能，如果发现促甲状腺激素明显增高、甲状腺激素降低，则可以确诊。

（3）骨龄测定：通过左手和腕部 X 线片，判断患儿的骨龄，先天性甲状腺功能减退症患儿骨龄常常落后。此外，骨龄测定也可作为诊断和治疗的监测措施。

（4）放射性核素检查：采用静脉注射锝 -99m（^{99m}Tc）后，以单光子发射计算机体层摄影术，检查患儿甲状腺有无未发育、发育不全、异位等发育异常情况等。该检查对患儿损伤甚小。

 甲状腺功能减退症能治好吗

甲状腺功能减退症是由于各种原因导致的甲状腺激素不足引起的，一旦确诊，用甲状腺素治疗有特效。治疗开始的第 1、第 2 年出现身高追赶性生长现象，即身高增长速度比正常生长速度更快。例如，治疗后第 1 年可长 10 厘米左右，而治疗前患儿每年身高只增长 2 ～ 3 厘米。患儿的怕冷、便秘和浮肿等症状在治疗开始后 2 ～ 3 周内消失，面容逐渐恢复正常，对环境反应由迟钝变为灵敏。如果甲状腺功能减退症在 2 ～ 3 岁后发病，诊断和治疗及时，患儿的智力和生长发育完全可以赶上正常水平。但是，如果甲状腺功能减退症发病早，假如出生后就发病，治疗得早晚对智力发育的影响就很大。研究证明，治疗开始愈晚，智商愈低（见下表），早治疗身高增长可达到正常水平；但如果治疗太晚，患儿成年身高仍比正常人低。因此，建议家长发现孩子有以上症状时，应及时就医。

治疗时间的早晚对甲状腺功能减退症患儿智商的影响

治疗开始时间	智商
出生后 1 个月内	6 岁时智商正常
出生后 3 个月内	89
出生后 6 个月内	70
出生后 7 个月以后	54

那么，甲状腺功能减退症患儿该如何治疗呢？不论什么原因引起的，全都需要用甲状腺素制剂治疗。常用的药物有两种：

（1）左甲状腺素钠：商品名"优甲乐"，为人工合成，剂量稳定，建议首选。新生儿剂量：每日每千克体重 10～15 微克；婴幼儿剂量：每日每千克体重 6～8 微克；较大儿童每日每千克体重 5 微克。均为每天口服 1 次。

（2）甲状腺干粉片：国内用猪或牛甲状腺提取的甲状腺干粉制成片剂，价格较便宜，但甲状腺素含量不稳定。不建议患儿，尤其是 2 岁以下患儿使用，以免因制剂质量问题而延误治疗。

以上两种药物都应从小剂量开始，每 1～2 周增加 1 次剂量，直至临床症状改善、血清甲状腺功能正常，再把这时的剂量作为维持量使用。

治疗后患儿生长加快，食量增加，需要补充足够的热量和含丰富蛋白质的食品，以及各种蔬菜水果等。特别要补充含铁、含钙食品，以满足骨骼生长加快的需要。治疗初期可适当补充 B 族维生素、维生素 C 和维生素 D 等。

 甲状腺功能减退症治疗期间如何复查

甲状腺功能减退症患儿治疗期间相隔多久复查 1 次？由于每个患儿的个体差异甚大，因此，在治疗开始后，应每 2 周随访 1 次；在血清总甲状腺素和促甲状腺激素正常后，可改为每 3 个月随访 1 次；在服药 1～2 年后，可减为每 6 个月随访 1 次。在随访过程中应观察血清甲状腺功能变化和患儿生长发育的变化，如身高的增长情况、骨龄的变化情况等，随时调整甲状腺素剂量。

如果患儿身高增长及骨骼生长迟缓，常提示甲状腺素用量不足；相反，如果甲状腺素用量过大，患儿可出现烦躁、多汗、消瘦、腹痛和腹泻等症状。

有的家长问，来医院取血复查甲状腺功能前要停药吗？甲状腺功能减退症患儿用甲状腺素治疗，是一种替代疗法，来补充患儿体内甲状腺素的不足。用药量是否适当，正是通过复查血中甲状腺功能来衡量的。因此，取血复查甲状腺功能前，千万不能停药。如果停用了甲状腺素，很可能患儿的甲状腺功能又回到治疗前的不正常水平。如果停药时间不长，甲状腺功能稍不正常，医生很难据此判断该患儿的甲状腺素用药量是否合适，因此，就失去了复查的意义。这样，常常又需要再服用甲状腺素一个阶段，再重新复查，既浪费人力物力，又耽误患儿的治疗。

影响长高的疾病——先天性软骨发育不全

 什么是先天性软骨发育不全

软骨发育不全又称胎儿型软骨营养障碍、软骨营养障碍性侏儒等，是一种由于软骨内骨化缺陷的先天性发育异常，主要影响长骨，长骨纵向生长受阻。也就是说先天性软骨发育不良（全），就是软骨不能变成骨，以至于骨骼不能生长，表现为头大、四肢短粗、下肢弯曲、腰椎前突，臀向后突，常有家族史（常染色体显性遗传），又称为短肢型侏儒。智力及体力发育良好，患者常作为剧团或马戏团的杂技小丑。

 先天性软骨发育不全的病因是什么

本病有明显的遗传性及家族史，为常染色体显性遗传，是一种先天性疾病。如果父母一方有病，子女中 1/2 可以得病；如果父母均为患者，则子女几乎都要得病。由于不少患者不结婚或难产，致使无下一代，因而影响到遗传形式。所以先天性软骨发育不良（全）散发性病例占 90%。当然也有人是由于基因突变所致。在双胎中可以 1 个患病，亦可以 2 个均有，女性略多于男性。

 先天性软骨发育不全的表现是什么

（1）身材矮小：本病是身材矮小的最常见原因。胎儿娩出时即可见其躯干长度正常而肢体较短，这种差别以后逐渐明显，肢体近端如肱骨及股骨比远端骨更短，患儿脂肪臃肿。至发育成熟时，平均身高男性为 131 厘米 ±5.6 厘米，女性为 124 厘米 ±5.9 厘米。患儿身体的中点在脐以上，有时甚至在胸骨下端。两手下垂时只能摸到胯部，而不像正常人那样可以达到大腿下 1/3。

☺ 头颅增大。有的患者有轻度脑积水，前额突出，马鞍形鼻梁，厚嘴唇，小婴儿时舌头常常伸到口腔以外。

☺ 胸椎后突，腰椎前突，以后者为明显。骶骨水平状，使臀部呈特征性后突。

☺ 胸腔扁而小，肋骨异常短。

☺ 手指粗而短，分开，常可见第 4、第 5 指为一组，第 2、第 3 指为一组，拇指为一组，似"三叉戟"。有的患者的伸肘动作轻度受限。

☺ 下肢呈弓形，走路有滚动步态。

☺ 智力发育正常，牙齿好，肌力亦强，性功能正常。

（2）X 线片表现：①颅盖大，前额突出，顶骨及枕骨亦较隆突，但颅底短小，枕大孔变小而呈漏斗形，其直径可能只有正常人的 1/2。常伴有脑积水或侧脑室扩张。②长骨变短，骨干厚，髓腔变小，骨骺可呈碎裂状或不齐整。在膝关节部位，常见骨端呈 V 形分开，而骨骺的骨化中心正好嵌入这 V 形切迹之中。由于骨化中心靠近骨干，使关节间隙有增宽的感觉。下肢弓形，腓骨长于胫骨，上肢尺骨长于桡骨。③椎体厚度减少，但脊柱全长的减少要比四肢长度的减少相对少很多。自第一腰椎至第五腰椎，椎弓间距离逐渐变小。脊髓造影可见椎管狭小，有多处椎间盘后突。④骨盆狭窄，髂骨扁而圆，各个径均小，髋臼向后移，接近坐骨切迹，有髋内翻，髋臼与股骨头大小不对称。肋骨短，胸骨宽而厚。肩胛角不锐利，肩胛盂浅而小。

 先天性软骨发育不全的预后如何

本病没有特效治疗办法。婴儿如未夭折，成年后可以胜任各种工作，预后良好。少数患者，由于枕大孔变小而发生脑积水。椎管狭窄的发生率可达 40%，大部分发生在腰椎，偶有发生在颈椎或胸椎，对神经根或脊髓产生压迫作用，需做椎板切除术减压，或做椎间孔扩大术。严重的下肢畸形引起疼痛时，也可以用外科手术进行矫正。

影响长高的疾病——性腺发育不全

 什么是性腺发育不全

性腺发育不全又称特纳综合征，是一种先天性染色体异常所致的疾病。本病在1959年被证实因性染色体畸变所致，因为特纳（Turner）曾在1938年首先报道，故又称特纳综合征。

由于性染色体异常，卵巢不能生长和发育，因此卵巢呈条索状纤维组织，无原始卵泡，也没有卵子，故缺乏女性激素，导致第二性征不发育和原发性闭经。这是人类唯一能生存的单体综合征。其异常核型包括：① 45，XO，是最多见的一型，95%自然流产淘汰，仅少数存活出生，有典型临床表现；② 45，XO ／ 46，XX，即嵌合型，约占本病的25%；③ 46，Xdel（Xp）或46，Xdel（Xq），即一条X染色体的短臂或长臂缺失；④ 46，X，i（Xq），即一条X等臂染色体。

 性腺发育不全有哪些表现

（1）身材矮小：身材矮小是性腺发育不全患儿青春前期的唯一临床表现。这种患儿刚生下来表现正常，以后逐渐表现出生长速度慢，个子矮，极易被漏诊或误诊。因此对于身高较矮的女孩，都应常规进行染色体核型分析。

（2）典型的外部表现：典型的特纳综合征在出生时体重低，手、足背明显浮肿，颈侧皮肤松弛。出生后身高增长缓慢，成年期身高135～140厘米。其主要临床特征为：女性表型，后发际低，50%有颈蹼；盾形胸，乳头间距增宽；肘外翻等。约35%患儿伴有心脏畸形，以主动脉缩窄多见。此外，尚可见肾脏畸形（如马蹄肾、异位肾、肾积水等），指（趾）甲发育不良，第4、第5掌骨较短和多痣等。

（3）无女性第二性征：14～16岁无青春期发育征象（无乳房发育），患儿外生殖器一直保持婴儿型，小阴唇发育不良，子宫不能触及。大部分患儿智力正常。常因生长迟缓、青春期无性征发育、原发性闭经等就诊。

（4）实验室检查：血清卵泡刺激素、促黄体素在婴儿期即已增高，但雌二醇水平甚低。

（5）彩超检查：子宫、卵巢发育不良或无子宫、无卵巢。

 怎样确诊性腺发育不全

进行染色体检查，诊断就一清二楚。正常女性染色体是46，XX，如果染色体核型是45，XO，即缺少一条性染色体X，或45，XO/46，XX呈其嵌合体，据此就可诊断为特纳综合征。除根据临床表现和核型分析外，还可检查口腔黏膜上皮细胞或羊水细胞等的X染色质以辅助诊断。正常女性有2条X染色体，其中一条固缩变成X小体（X染色质）。本病患儿缺少一条X染色体，因此就没有X小体（X染色质）。

 怎样治疗性腺发育不全

由于本病患儿多数智力发育正常，因此，改善其最终成人期身高和性征发育是保证患儿心理健康的重要措施。

（1）促进长高，改善最终成人身高：食品药品监督管理局于1996年批准生长激素用于先天性卵巢发育不全所致的矮小的治疗。每日0.15单位/千克皮下注射，可使患儿身高明显增长。越早治疗对最终身高越有利，生长激素治疗持续时间是影响最终身高的最重要因素，如果能够早期诊断、早期治疗，大多数患儿都可以达到150厘米以上的成人身高。治疗期间应定期检测甲状腺功能和骨龄发育情况。

（2）促进性征发育，提高生活质量：患儿骨龄达12岁以上时即可给予口服小剂量雌激素替代治疗，以促使乳房和外阴发育。一般给予炔雌醇片口服，从小剂量开始，以后每年增加剂量，3年后可建立人工周期。

性腺发育不全能不能生育呢

任何治疗，都不能促进卵巢发育，也就是说任何治疗都不能使患者恢复生育功能。治疗的目的：一是促进长高；二是刺激乳房及生殖器官发育，使其从外表上看像女性就行了。

极少数嵌合型患者可能有生育能力，但其自然流产率和死胎率极高，且30%的活产子代患有染色体畸变。

影响长高的疾病——抗维生素 D 性佝偻病

 什么是佝偻病

骨骼在生长的过程中，因为维生素 D 缺乏或抵抗、钙磷代谢异常，影响骨基质钙化，出现成骨障碍。表现成骨细胞代偿性增生，在骨骼的干骺端骨样组织堆积，使骨骺增大（肋骨串珠、手镯、脚镯），骨质软化变形（方颅、鸡胸、O 型腿），骨骼生长停滞（出牙迟、会坐迟）。

 佝偻病有多少种

◎ 营养性维生素 D 缺乏性佝偻病。应用一般剂量维生素 D 治疗有效，可以治愈。

◎ 维生素 D 依赖性佝偻病。又称为低血钙性抗维生素 D 性佝偻病，即一般剂量维生素 D 治疗无效，需终身大剂量维生素 D 或 1,25-$(OH)_2D_3$ 治疗，方可奏效。本病可在 1 岁以内发病，有严重的佝偻病症状，生长发育迟缓，除血钙、血磷降低及碱性磷酸酶增高外，可有氨基酸尿症。

◎ 抗维生素 D 性佝偻病。又称为低血磷性抗维生素 D 佝偻病，又称家族性低磷血症，或肾性低血磷性佝偻病。为遗传性疾病，可有家族史。本病为肾小管磷再吸收及肠道吸收磷的原发性缺陷，故血磷低，尿磷高而血钙正常。对一般治疗剂量的维生素 D 无效，每日需服用大剂量维生素 D 制剂才起作用，并同时口服补磷药物。

◎ 肾性佝偻病。是由于各种先天性或后天性肾脏疾病引起的肾功能衰竭，导致维生素 D 代谢和肾脏排磷功能障碍的疾病。

后三种疾病应用常规剂量的维生素 D 治疗无效，所以统称为抗维生素 D 性佝偻病。

维生素 D 缺乏性佝偻病的表现与防治措施有哪些

维生素 D 缺乏性佝偻病的原因是维生素 D 不足，使体内钙、磷代谢失常，钙盐不能正常地沉着在骨骼的生长部分，以致骨骼发生病变，同时可影响神经、肌肉、造血、免疫等组织器官的功能，对小儿的健康危害较大。

本病的发生发展是一个连续过程。依据年龄、病史、症状、体征、X 线片及血生化检查等可分为活动期（初期、激期），恢复期和后遗症。

（1）症状：

1）初期。多自 3 个月左右开始发病。早期常有非特异的神经精神症状如夜惊（经常在睡眠中惊跳，或轻微刺激即惊醒并常常哭闹）；多汗（头部经常出汗，有酸臭味，每睡必浸湿枕头，与室温、季节、衣着等无关）；烦躁不安（易兴奋，爱哭闹，好发脾气，失去正常小儿活泼性）。枕秃也较常见。同时可有轻度的骨骼改变体征。X 线片可无异常或见临时钙化带模糊变薄、干骺端稍增宽。血生化检查改变轻微，血钙、血磷正常或稍低，碱性磷酸酶正常或稍高。

2）激期。常见于 3 个月至 2 岁的小儿。有明显的夜惊、多汗、烦躁不安等症状。同时可有中度的骨骼改变体征，例如：方颅、鸡胸、漏斗胸、肋外翻、O 型腿、X 型腿等表现。X 线片可见临时钙化带模糊消失，干骺端增宽、边缘不整呈云絮状、毛刷状或杯口状，骨骺软骨加宽。血钙、血磷均降低，碱性磷酸酶增高。

3）恢复期。活动期经晒太阳或维生素 D 治疗后症状消失，体征逐渐减轻、恢复。X 线片可见临时钙化带重现、增宽、密度增加。血钙、血磷、碱性磷酸酶恢复正常。

4）后遗症期。多见于 3 岁以后的小儿。经治疗或自然恢复，症状消失，骨骼改变不再发展。X 线片及血生化检查正常，仅留有不同程度的骨骼畸形。

（2）治疗：

活动期的治疗：

☺ 一般疗法：加强护理，合理喂养，坚持经常晒太阳，并应积极防治并发症。

　　✿ 药物疗法。初期每日口服维生素D 5 000～10 000单位，连服1个月。不能坚持口服者可肌内注射维生素D，每次20万～30万单位，连用1～2次，每次间隔1个月。激期每日口服维生素D 1万～2万单位，连服1个月。不能坚持口服者可每次肌内注射维生素D_2 40万单位（或D_3 30万单位），连用2～3次，每次间隔1个月。

　　在上述维生素D治疗的同时，给予适量的钙剂、维生素C及维生素A等辅助药物，对改善症状、促进骨骼发育是有益的。治疗后3个月不好转者，应查找原因。切不可过多使用维生素D，以防中毒。

　　恢复期的治疗：在夏秋季多晒太阳即可，冬季给予维生素D 10万～20万单位1次口服或肌内注射，以防翌年春季复发。

　　后遗症的治疗：不需药物治疗。应加强体格锻炼，对骨骼畸形可采取主动或被动运动的方法矫正。胸部畸形可做俯卧位抬头展胸运动。下肢畸形可做肌肉按摩（O型腿按摩外侧肌群，X型腿按摩内侧肌群），增加肌力，协助畸形的恢复。严重下肢畸形可以使用支具矫形。

　　（3）预防：佝偻病的预防应从围生期开始，以1岁以内小儿为重点对象，并应系统管理到3岁。即做到"抓早、抓小、抓彻底"。应进行广泛宣传教育，使母亲学到有关的知识。

　　胎儿期的预防：妊娠后期（即7、8、9三个月），胎儿对维生素D和钙、磷的需要量不断增加。因此，做好孕期保健非常重要。

　　✿ 孕妇应经常到户外活动，多晒太阳。

　　✿ 饮食应含有丰富的维生素D、钙、磷和蛋白质等营养物质。

　　✿ 努力防治妊娠并发症，对患有低钙血症或骨软化症的孕妇应积极治疗。

　　✿ 冬春季妊娠或体弱多病者可于妊娠7～9个月时给予维生素D 10万～20万单位，1次或分次口服或肌内注射，同时服用钙剂。

新生儿期的预防：

♡ 加强护理，提倡母乳喂养，并尽早开始晒太阳。

♡ 对早产儿、双胎儿、人工喂养儿或冬季出生的小儿可进行药物预防。于出生后 1 ～ 2 周开始，每日口服维生素 D 500 ～ 1 000 单位，连续服用。不能坚持口服者可给维生素 D 10 万～ 20 万单位 1 次肌内注射（可维持 1 ～ 2 个月）。

婴幼儿期的预防：此期生长发育速度快，较易发生佝偻病，必须坚持采取综合性预防措施。

（4）综合性预防措施：

♡ 提倡母乳喂养，及时添加辅食，保证小儿对各种营养素的需要。在有条件的地区，人工喂养者可用富含维生素 D 的配方奶。

♡ 多晒太阳是防治佝偻病的简便有效措施，应广泛宣传，大力推广，尽量暴露皮肤并逐渐增加晒太阳的时间。平均每日户外活动应在 1 小时以上。

♡ 对体弱儿或在冬春季节，应用维生素 D 预防仍是重要方法。一般维生素 D 每日生理需要量为 400 ～ 800 单位，如不能保证生理需要量，可定期补充适量的维生素 D。一般北方小儿可给 20 万～ 40 万单位，南方小儿可给 10 万～ 20 万单位，于冬季 1 次口服或肌内注射；高发病地区，可在冬春季 2 次给药。一般可不加服钙剂，但对有低钙抽搐史或以淀粉为主食者补给适量的钙剂是必要的。

♡ 5 岁以后至青春期儿童可出现晚发性佝偻病。对于经常易疲劳、乏力、两腿酸软、腿痛、关节痛而无其他原因可解释者，应进一步检查并给予防治。维生素 D 预防方法、剂量与幼儿期相同。

 维生素 D 依赖性佝偻病的表现与防治措施有哪些

发病时间从出生后数月起，常伴有肌无力，早期可出现手足搐搦症。血钙降低，血磷正常或稍低，血氯增高，并可出现氨基酸尿。虽经常规剂量维生素 D 治疗，但在 X 线长骨片上仍显示佝偻病征象，要将维生素 D 量增加到每日 10 000 单位，或用 0.25 ～ 2 微克的 1，25-$(OH)_2D_3$ 治疗才可见效。此病一般属于常染色体隐性遗传病。本病需终身大剂量维生素 D 或 1，25-$(OH)_2D_3$ 治疗。

 抗维生素 D 性佝偻病的表现与防治措施有哪些

（1）症状表现：①佝偻病症状发生在 1 周岁以后。因为将近周岁时，患儿学站，下肢开始负重，骨骼开始变形，通常以 O 型腿或 X 型腿为最早症状，其他佝偻病体征很轻，较少出现肋串珠和郝氏沟，没有营养性维生素 D 缺乏性佝偻病那种肌张力低下。②生长缓慢，常不被家长注意。但年长儿童发病者对生长影响不大。③较重患者有进行性骨畸形和多发性骨折，并有骨骼疼痛，尤以下肢明显，甚至不能行走。严重畸形，身高的增长多受影响。牙质较差，牙痛，牙易脱落且不易再生。

（2）实验室检查主要表现：①血磷降低，多在 0.65 毫摩／升（2 毫克／分升）左右。血钙可在正常范围内或因钙从肠道吸收不良致血钙偏低。②由于肾小管回吸收磷降低导致尿磷增加。③尿钙减少或正常。④尿常规和肾功能正常，尿中无氨基酸。

（3）长骨 X 线片表现：可见轻重不等的佝偻病变化，活动期与恢复期病变同时存在。在股骨、胫骨表现更为突出。

（4）遗传学表现：为性联显性遗传。男性患者只能将此病传给女孩。女性患者可传给男孩和女孩。女性患者较多，但症状轻，多数只有血磷低下而无明显佝偻病骨骼变化。男性发病率低，但症状较严重。偶见一些患者属于常染色体隐性遗传。亦有部分患者为散发性，并无家族病史。

 肾性佝偻病的表现与防治措施有哪些

各种先天性或后天性肾脏疾病引起慢性肾功能衰竭，导致维生素 D 代谢和肾脏排磷功能障碍，进而引起血钙降低，血磷升高，继发甲状旁腺功能亢进，导致骨骼进一步脱钙，钙盐沉积障碍，从而发生佝偻病改变。治疗措施包括改善肾功能、纠正酸中毒，并用大剂量维生素 D_3 或 1，25-$(OH)_2D_3$ 治疗。

影响长高的疾病——黏多糖病

 什么是黏多糖病

什么是黏多糖病？这个病很多人都比较陌生，它是一组由于体内溶酶体内的酶缺陷造成的酸性黏多糖分子不能被降解的溶酶体累积病。黏多糖可以在各系统、器官内累积，可影响细胞的正常功能，破坏身体的多个器官。

什么是黏多糖？黏多糖（又称氨基葡聚糖）是构成细胞间结缔组织的主要成分，广泛地分布于软骨、角膜、血管壁和皮下组织，也广泛存在于哺乳动物各种细胞内。重要的黏多糖有硫酸皮肤素（DS）、硫酸类肝素（HS）、硫酸角质素（KS）、硫酸软骨素（CS）和透明质酸（HA）等，前三种与本组疾病关系密切。

什么是溶酶体？溶酶体是真核细胞中的一种细胞器，内含多种酸性水解酶，专司分解各种外源和内源的大分子物质。黏多糖的降解必须在溶酶体中进行，目前已知有10种溶酶体糖苷酶、硫酸酯酶和乙酰转移酶参与其降解过程，任何一种酶缺陷都会造成氨基葡聚糖链的分解障碍而使其积聚体内，所以溶酶体好比垃圾处理站，而多余的黏多糖好比垃圾。人体垃圾处理站（溶酶体）坏了，不能及时处理体内垃圾（黏多糖），这些垃圾就沉积在体内，造成对机体的损害，并有大量的黏多糖从尿中排出。

黏多糖病为一种以黏多糖代谢障碍为特征的遗传性疾患，是较罕见的遗传代谢病，发病率大约为三万分之一。黏多糖病患者中男性多于女性，多见于近亲结婚者的后代，多有家族史。

 黏多糖病有多少类型

根据其临床表现、酶缺陷种类和尿黏多糖的生化特性，将黏多糖病分为

Ⅰ～Ⅶ型。

（1）黏多糖病Ⅰ型：为黏多糖病的原型，也是最严重的。其特点为身材矮小、头大、面容丑陋、两眼间距增宽、塌鼻梁、唇外翻、舌伸出、表情迟钝、角膜浑浊、智力低下、脊柱后突、腹膨隆，尿中硫酸皮肤素和硫酸乙酰肝素显著增加，在白细胞及骨髓细胞中，可发现异染颗粒（Reilly 小体）。患者大多在 20 岁前夭折。

（2）黏多糖病Ⅱ型：临床及 X 线片表现如Ⅰ型，但病情轻且进展慢。患者通常可活至成年。

（3）黏多糖病Ⅲ型：与前二者不同，以进行性智力低下为特点，患者10 岁左右时即很严重。其表现为Ⅰ及Ⅱ型，但较轻，患者有的面容无改变，尿内有过量的硫酸乙酰肝素排出。

（4）黏多糖病Ⅳ型：有家族史，男性稍多，骨骼改变要到行走时才出现。典型表现为矮小伴驼背，膝外翻，扁平足。站立时髋及膝弯曲呈半蹲姿势。头向前伸且下沉在高耸的两肩之间，鼻梁塌陷，手足变形，10 岁左右可出现角膜浑浊及主动脉瓣闭锁不全。大多在 20 岁前死亡，但智力减退不明显。尿黏多糖为硫酸角质素排泄增高。X 线片上最突出的是一致性的扁平椎，椎体中央呈舌状突出。此外，管状骨粗短，干骺端增宽，骨盆变形，股骨头扁，骨骺碎裂。可因颈 2 齿状突发育不全而致第一、第二颈椎半脱位。很少能活过 20 岁。

（5）黏多糖病Ⅴ型：此型与Ⅰ型相似，有中等以上的智力，可活至中年。

（6）黏多糖病Ⅵ型：此型的临床及 X 线片表现与Ⅰ或Ⅱ型相似，生物学变化与Ⅴ型相似。

（7）黏多糖病Ⅶ型：此型较少见，患者常有肝脾大，多发性骨发育不全及智力减退。

从遗传方式来讲，除Ⅱ型为 X 连锁隐性遗传外，其余均为常染色体隐性遗传病。常染色体隐性遗传病是指父母双方各携带一个致病基因，但通常不发病，而这两个致病基因同时给了一个子女，这个子女才会发病。近亲结婚会增加常染色体隐性遗传病的发病机会，应避免近亲婚配。黏多糖病Ⅱ型为

X连锁隐性遗传，即母亲为致病基因携带者，生女孩不发病，生男孩患病概率约50%。

 黏多糖病的表现

☺ 体格发育障碍。出生时似正常，1～2岁后逐渐出现生长落后，面容变丑陋，前额突出，头如舟状，鼻梁低平、宽，唇厚，舌大，牙齿稀疏。脊柱后突，小关节挛缩，掌指骨宽而短，膝髋关节外翻，胸骨畸形，颈短，身材矮小，肝脾增大。

☺ 智能障碍。

☺ 眼部疾病，例如：角膜薄翳、角膜浑浊。

☺ 多器官、脏器功能损害及感染等。

☺ 特殊X线片表现，例如：颅骨舟状、椎体鸟嘴状或子弹头状、肋骨飘带状、长骨易骨折变形等。

☺ 尿中可以检出黏多糖。

一般来说，各型黏多糖病大多在1周岁左右发病，病程都是进行性加重，并且累及多个系统，有着类似的临床症状。黏多糖病Ⅱ型患者的症状较Ⅰ型偏轻，该型是以男性发病为主，患者的角膜也不浑浊；Ⅲ型患者以智力落后为主要临床表现；Ⅳ型患者腕关节是松弛的，胸廓向前突出类似鸡胸；Ⅵ型患者智力正常、角膜浑浊；Ⅶ型患者临床表现差异非常大，严重的表现为水肿，轻型的患者可只有身材矮小。

因此，当在临床上遇到身材矮小、面容丑陋、骨骼畸形、肝脾大、智力低下的患儿时需考虑黏多糖病的可能。

 诊断黏多糖病需要哪些辅助检查

确诊黏多糖病需要以下辅助检查：

（1）骨骼X线片检查：检查部位包括头颅、脊柱、胸部、四肢等，表现为骨质普遍疏松且有特殊形态改变——颅骨增大，蝶鞍浅长；脊柱后凸、侧凸，椎体呈楔形，胸腰椎椎体下端呈鱼唇样前突；肋骨的脊柱端细小而胸骨端变宽，呈飘带状；尺桡骨粗短，掌骨基底变尖，指骨远端窄圆。

（2）尿液黏多糖检测：标本最好用晨尿，甲苯胺蓝呈色法（尿中有黏多糖时，遇甲苯胺蓝试剂呈紫色反应）可作为本病的筛查试验。也可用乙酸纤维膜电泳来区分尿中排出的黏多糖类型，并协助分型。

（3）酶学分析：采用外周血白细胞或培养成纤维细胞，测定细胞内的各种溶酶体酶的活性可明确黏多糖病诊断并分型。随着研究设备和技术的发展，现在可以采用串联质谱技术检测外周血滤纸片中多种溶酶体酶活性，筛查包括黏多糖病在内的多种溶酶体累积病。

（4）DNA分析：随着分子生物学的发展，特别是人类基因组的破译，各种类型黏多糖病的致病基因已定位，黏多糖病可以进行基因诊断。

 如何治疗黏多糖病

随着科学的进步，黏多糖病已经成为可治疗的疾病。主要的治疗方式及适应证：

（1）酶替代治疗：这是针对黏多糖病的特异性治疗，即通过静脉输液途径提供通过生物工程的方法获得的患者所缺乏的酶。酶替代治疗的优点在于安全性好。目前Ⅰ型、Ⅱ型、Ⅵ型均有对应的酶替代治疗。对于Ⅵ型和Ⅰ型轻型的患者则首选酶替代治疗。重型患者进行造血干细胞移植的手术期间也应该进行酶替代治疗。酶替代治疗的方法简便，风险小，但费用非常昂贵，且需终身治疗。目前国内尚无药物供应，而且酶制剂不能到达中枢神经系统，在改善神经系统症状或防止神经系统进一步损伤等方面的作用十分有限。

（2）造血干细胞移植：造血干细胞移植是唯一可改善中枢神经系统症状，防止进一步损伤的治疗方法。国外造血干细胞移植治疗黏多糖病已经有近二十年的临床经验，随着异基因造血干细胞的成功植入，白细胞可提供正常或接近正常的溶酶体酶，可改善认知功能，促进运动发育，延缓疾病进程或治愈疾病，改善生活质量。已经证实，黏多糖病Ⅰ型、Ⅵ型、Ⅶ型对造血干细胞移植治疗疗效肯定。

（3）对症支持治疗：康复治疗、心瓣膜置换、疝气修补术、人工耳蜗、角膜移植等可以改善患者的生活质量。

 黏多糖病患者的预后如何

因黏多糖病患者酶缺陷的类型不同，预后不一样。一般来说患儿多于出生 1 年后发病，未治疗的黏多糖病患者轻型者寿命长，有的患者可存活到 50 多岁。重型预后较差，如 Ⅰ 型重症患者多在 10 岁以内死亡。